똥꼬이 약사의 알찬 약국

동공이 약사의 알찬 약국

글·그림 동공이 약사

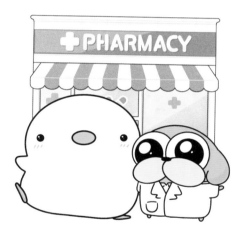

미래의창

친절한 약사, 동공이

빈속에 먹지 말라고 했더니
밥도 굶고 약도 걸렀다고?

병원 진료 시간도
약국 복약지도 시간도
짧으니까 그럴지도 몰라.

생각보다
사람들은 약에 대해
오해하기 쉽구나.

약 먹고 눕지 말라고
했더니 서 있었다고?

누구나 필요할 때
쉽게 찾아볼 수 있는
손안의 약국을
만들어보자!

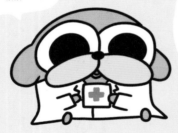

어느 동물마을에서 홀로 약국을 지키는 강아지 약사 동공이.
매일 약국을 찾아오는 단골들의 엉뚱한 질문에 당황할 때도 있지만,
언제나 손님들의 건강을 가장 먼저 생각해요.
다른 곳에서 물어보기 애매했던 질문들도
차분한 목소리로 친절하게 대답해준답니다.

애교쟁이 단골, 알덕이

속도 자주 쓰리고
몸도 항상 피곤해.

개운하게 푹 자고
일어났던 때가
언제인지 기억도 안 나.

요즘 피부도 푸석하고
눈도 자주 건조해.

건강을 되찾으려면
어떤 습관을 가져야 할까?

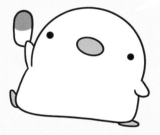

영양제나 의약품을 고르고
사용하는 방법도
제대로 알고 싶어!

시끌벅적 오리마을에서 온 귀염둥이 알약 덕후 오리, 알덕이.
왕성한 호기심만큼 묻고 싶은 질문이 많지만, 매번 친절하게
대답해주는 동공이 약사 덕분에 동공약국 단골 손님이 되었어요.
바쁜 일상에 지친 알덕이는 동공이 약사와 함께
건강을 되찾기 위한 여정을 떠나기로 했답니다.

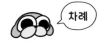 차례

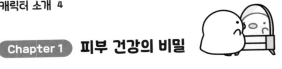

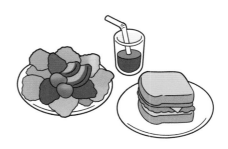

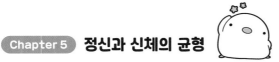

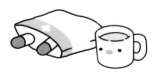

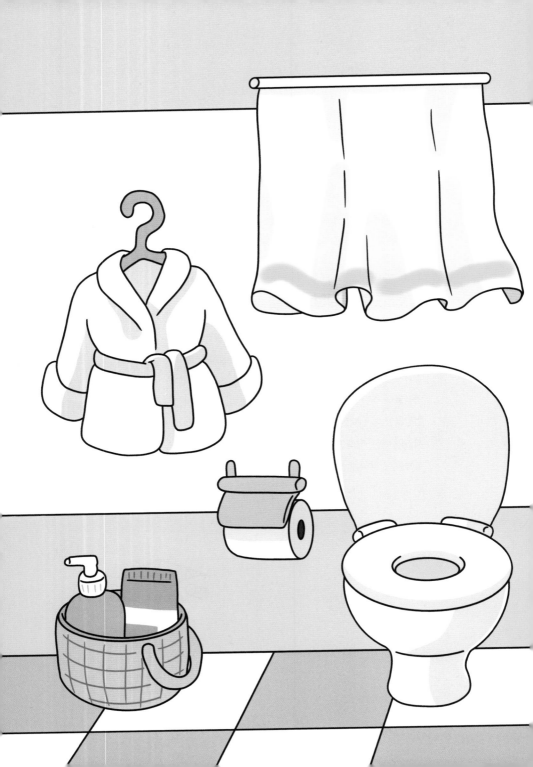

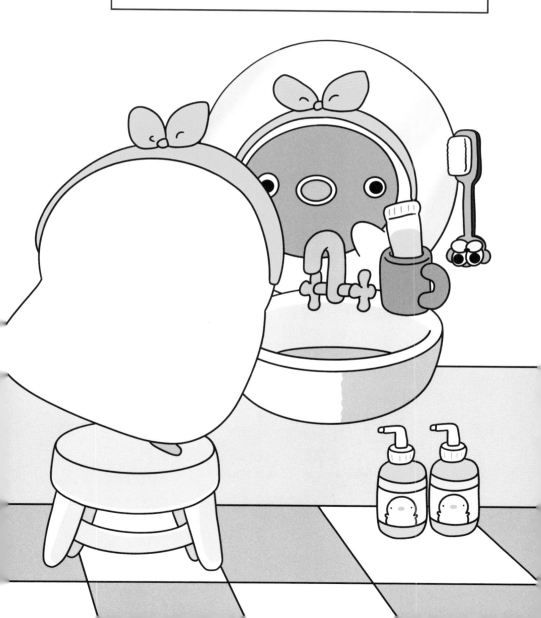

🩹 연고 바르고 화장해도 될까?
– 약 바르고 5분

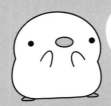

연고 바르고
화장해도 돼요?

해도 돼요.

보통은 약을 바르고
5분 정도 기다리면 각질층에
약이 포화되거든요.

그 뒤에 연고를 추가로 발라도
흡수가 빨라지지는 않아요.

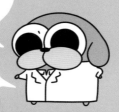

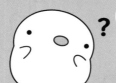

?

각질층이
포화된다는 게
무슨 뜻이에요?

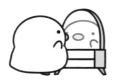 각질층은 우리 피부의 가장 바깥층이에요. 약이 각질층을 쉽게 통과하지 못하기 때문에 각질층은 약을 가둬두는 저수지로 작용해요. 저수지가 이미 가득 차 있으면 그 위에 약을 덧발라도 피부 깊은 곳까지 약이 흡수되는 속도가 더 빨라지지 않아요.

화장품은 연고를 바르고 5분 있다가 그 위에 기초부터 바르면 돼요. 자극성이 심한 약은 기초 화장품을 먼저 바르시고 그 위에 바르셔도 괜찮아요. 약을 바르고 그 위에 밴드를 붙인 다음에 화장하는 것도 방법이에요. 다만 그럴 때는 약이 너무 많이 흡수될 수 있으니 조심하셔야 해요.

특히 바르는 스테로이드는 바른 부위를 덮어두면 더 많이 흡수되거든요. 평소에 바르던 양으로는 부작용이 없었더라도 약 바른 부위에 밴드를 붙여 밀폐했을 때는 빨갛게 변할 수 있어요.

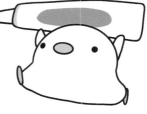

으아...

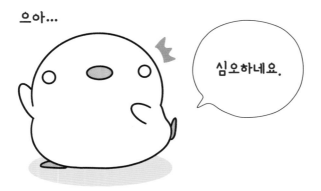

심오하네요.

피부 장벽만큼이나 깊죠.

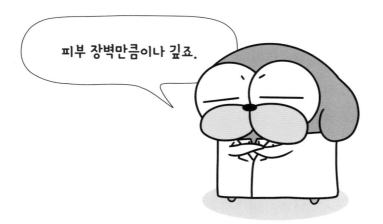

✚ 여드름 완전 정복
- 각질과 피지 관리법

저 좁쌀처럼
여드름이 오도도도 났는데,
이거 어떻게 없애요?

아직 여드름균이
증식하기 전이네요.

면포 속에 가득 분비된 피지가
잘 배출될 수 있도록 각질을
제거해주고, 피지 분비량을 줄여주면
금방 치료할 수 있어요.

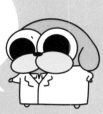

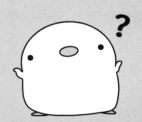

면포?
면포가 뭐예요?

면포는 얼굴에서 모낭이 팽창해서 생긴 여드름이에요. 피지가 피부에 가려져 있으면 화이트헤드라고 부르고, 피지가 모공을 넓혀서 겉에 드러나면 검게 보이기 때문에 블랙헤드라고 불러요. 여기서 여드름균이 피지와 각질을 먹고 자라서 염증을 일으키면 농포가 돼요.

여드름은 단계에 따라서 이름이 달라요. 단계에 따라 치료 접근법도 달라지죠. 좁쌀 여드름인 화이트헤드는 유기산 성분을 사용해주면 좋아요. 기능성 화장품부터 일반의약품까지 다양한 제품들이 있는데, 심하지 않은 경우는 AHAalpha-hydroxy acid 계열 성분과 BHAbeta-hydroxy acid 성분이 함유된 세안제로 각질을 녹이기만 해도 나아져요.

세안으로 제거되지 않는 심한 각질에는 고농도 BHA 의약품으로 살리실산이 함유된 클리어틴 또는 애크린이 있어요. 둘 다 여드름 치료 목적으로 허가받은 일반의약품이라 약국에서 쉽게 구매할 수 있습니다. 자주 사용하면 피부가 붉게 변하고 아플 수 있으니 하루 2번, 아침저녁에만 발라주세요. 사용 연령도 중요해요. 어린 환자는 피부가 더 예민해서 부작용이 생기기 쉽고, 아프거나 가려워서 긁다가 흉터가 남을 수 있어요. 특히 12세 이하의 어린이는 클리어틴을 장기간 사용하면 안 되니까 보호자의 감독 하에만 사용하도록 주의해주세요. 피지 분비가 활발한 환자들은 외용제만으로 부족하기도 해요. 이때는 식습관이 핵심이에요. 혈당 부하가 높은 정제 탄수화물, 빵, 라면, 디저트를 줄여야 해요. 기름기가 많은 튀김, 유제품도 여드름을 악화시키는 원인이거든요. 이런 음식들만 조심하셔도 피지 과다분비를 어느 정도 피할 수 있어요.

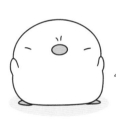

음식을 바꾸는 거 말고 먹는 약으로 피지 분비를 줄일 수는 없나요?

대표적인 여드름 치료제로 쓰이는 레티노이드 계열 약들이 그런 역할을 해요. 실제로 피부과 주변 약국에서는 이소트레티노인이 정말 자주 처방되는 약이에요.

다만 기형아를 유발하는 약이라서 피임은 필수, 임산부나 임신 계획 중인 여성에게는 처방 금기예요. 남성 분도 약을 드시고 한 달까지는 헌혈을 할 수 없게 막을 만큼 부작용을 주의해야 하는 약이죠.

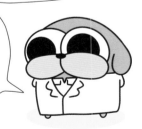

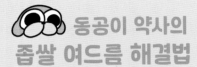 **동공이 약사의
좁쌀 여드름 해결법**

① 식습관 교정

혈당 스파이크를 유발하는 음식, 기름진 음식, 유제품을 피하면
피지 과다 분비와 여드름 악화를 막을 수 있어요.

② 적절한 세안

피지 배출을 막는 각질을 용해해주세요. AHA, BHA가 포함된
세안제를 사용하면 효과적이에요.

③ 약국에서 쉽게 구할 수 있는 일반의약품

클리어틴2%외용액, 애크린겔과 같은 BHA 성분 살리실산 고농도
외용제를 아침저녁 하루 2번 발라주세요.

※ 피부과 전문의약품을 사용해야 한다면, 병원에서 피지 분비를
   억제하는 이소트레티노인을 처방받을 수 있어요.

오호라..!

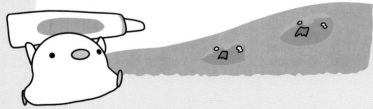

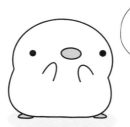

그런데 잘 듣는 약일수록
더 독한 약이라고 하던데
진짜 그래요?

아뇨. 꼭 그렇지는 않아요.

반드시 의사의 처방이 필요한 전문의약품이
효과가 좋고 부작용 위험은 커서
오해가 생기는 것 같아요.

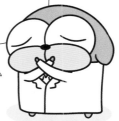

인터넷에서 후기를
찾아보니까...

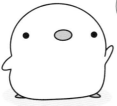

피부과 약 먹고
속 뒤집어졌다는 사람도 많던데요?
막 콧속이 가뭄에 논바닥마냥
갈라진다고 하더라고요.

19

여드름 치료 중에 피지 억제제 때문에 피부가 건조해질 수 있어요. 피지 분비를 줄이는 레티노이드 약물의 부작용은 처음 겪는 분들이 놀라셔서 복용 후기가 더 자극적으로 보일 수 있습니다.

먹는 약은 바르는 약과 무엇이 다를까요?

먹는 약은 뱃속으로 들어가서 피로 흡수되고 온몸을 돌아 작용해요. 피부 지방, 피부 기름을 뜻하는 피지는 얼굴뿐 아니라 피부 어디든 적절한 양이 있어야 하는데, 로아큐탄, 이소티논 등 먹는 레티노이드약은 얼굴이 아닌 다른 부위의 피지도 줄이죠. 이 때문에 몸이 간지러워지고, 입술이 말라서 쉽게 트는 상처가 생기기도 해요.

구순염, 가려움증, 근육통 같은 부작용은 일상 생활에서 눈치채기 쉽고 신경 쓰이는 부작용 이라 불편감을 흔하게 호소하시는 것 같아요.

그렇지만 정말 주의해야 할 레티노이드의 부작용은 따로 있어요. 드물게 나타나는 탈모, 야간 시력 저하, 우울증이 그것이죠. 그중에서도 밤에 시야가 흐려지는 부작용은 사고로 이어질 수 있어서 약국에서 꼭 안내하고 있어요.

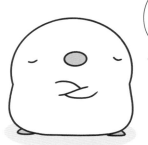

아니, 저는 그것보다
탈모가 더 신경 쓰이는데요?

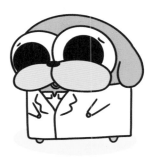

발생하면 많이 놀라실 수도 있지만
복용을 중단하면 다시 돌아와요.
심한 경우에는 발모제로 부작용을
치료하기도 해요.

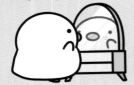

왜 이렇게 가렵지...?

먹는 피지 조절제, 무엇이 문제인가?

🔖 대표적인 부작용

- 구순염
- 건조한 피부로 인한 가려움
- 혈중 중성지방 상승
- 간 수치 상승

🔖 드물게 발생할 수 있는 부작용

- 야간 시야 저하
- 우울증
- 탈모

🔖 주의사항

- 고지혈증이나 우울증 병력이 있는 경우 복용을 삼가해야 합니다.
- 부작용이 발생한 경우, 즉시 의사 또는 약사와 상담하여 복용
  중단을 결정하세요.

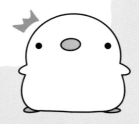

✚ 여드름 항생제, 부작용이 걱정돼요!
– 효과는 높이고 위험은 줄이자

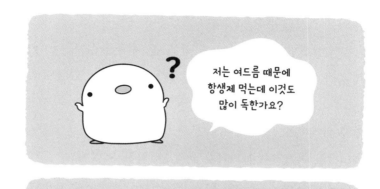

저는 여드름 때문에 항생제 먹는데 이것도 많이 독한가요?

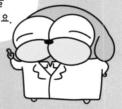

위장장애가 자주 발생하는 약이지만 부작용을 줄이기 위한 복용 방법이 있어요.

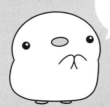

오오, 이런 거 좋아.

꿀팁 좀 전수해주십시오, 약사님!

피부과에서 여드름에 쓰는 항생제는 주로 테트라사이클린 계열이에요. 미노사이클린, 독시사이클린같이 '~사이클린'으로 끝나는 이름은 대부분 테트라사이클린 계열인데요. 이 계열 약은 위식도 부작용이 커서 조심해야 해요.

우선 식도염을 피하기 위해 약 드실 때 물을 많이 마시는 게 좋아요. 약 먹고 눕는 것도 안 돼요. 똑바로 서 있거나 앉은 자세로 먹는 걸 추천해요. 약이 식도에 머무르는 시간을 짧게 해야 해요. 그렇지 않으면 식도 점막이 손상되고 염증과 궤양으로 이어져서 삼키기가 고통스러워질 수 있어요.

테트라사이클린 계열은 칼슘, 마그네슘, 철분 같은 금속 영양소랑 함께 먹으면 흡수가 줄어들어요. 따라서, 약 복용 1~2시간 이내에 우유 등 유제품을 섭취하는 일은 반드시 피하셔야 해요. 종합비타민에 들어있는 미네랄 영양소, 따로 챙겨 드시는 칼슘, 마그네슘 등 금속 영양제가 있다면 복용 시간과 2시간 이상 피해서 드세요.

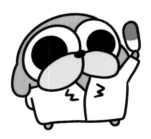

이 계열 중에서도 테트라사이클린염산염은 빈속에 먹어야 흡수가 잘 돼요. 하지만 미노사이클린과 독시사이클린은 식사 전에 먹으나, 후

에 먹으나 흡수율에 큰 차이가 없어요. 이 두 종류는 약을 먹고 나서 토하고 싶은 느낌이 들었거나 가슴이 쓰리다면 식사 후에 복용하셔도 괜찮아요. 테트라는 빈속이 맞고, 미노와 독시는 상관없어요. 가끔 레티노이드 계열 피지 분비 조절제가 남았다고, 항생제랑 같이 복용하려는 분들이 있어요.

절대 안 돼요. 이 두 가지 약을 함께 먹는다고 여드름 치료 효과가 2배가 되지는 않아요. 오히려 레티노이드와 테트라사이클린 계열은 궁합이 아주 나빠서 함께 투여하는 것이 금지돼 있어요. 두 가지 약 모두 뇌 압력을 높이기 때문에 같이 드시다가 심할 경우 실명할 수도 있거든요.

여드름약이 남았다면 꼭 폐기해두세요. 혹시 효과가 좋아질까 하는 생각에 섞어 드시면 안 돼요!

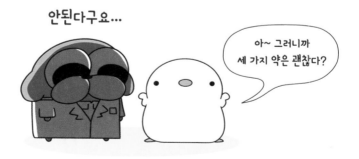

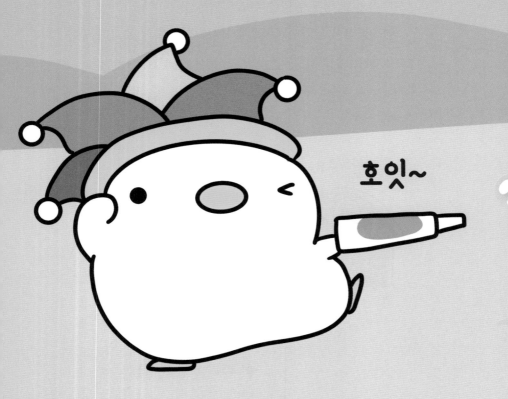

호잇~

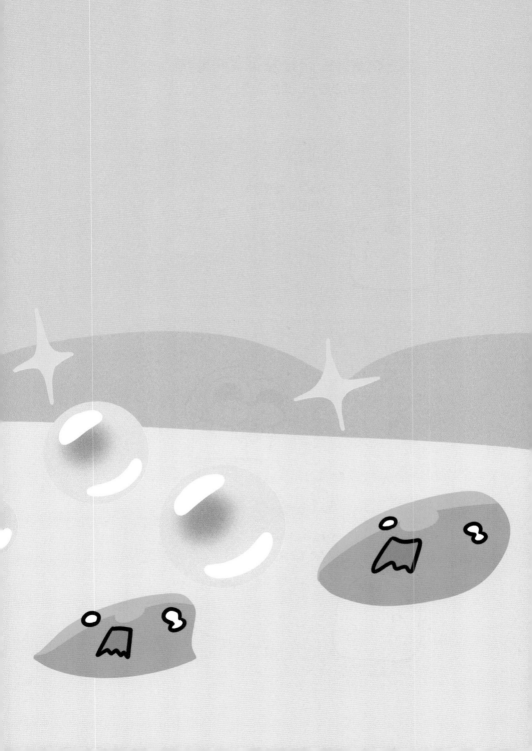

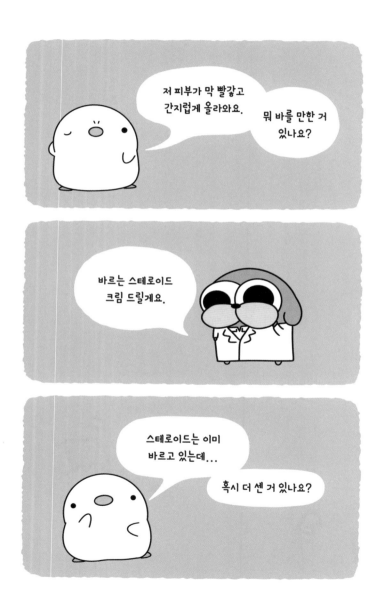

스테로이드 외용제는 오래 사용하지 않는 게 좋아요. 강한 스테로이드는 3~4주 이상 사용하면 피부위축 부작용이 나타날 수 있거든요.

　스테로이드를 오래 쓰면 피부가 얇아진다고 하죠? 그게 바로 피부위축이에요. 피부 재생 능력은 떨어지고, 콜라겐 합성이 줄어들면서 세포층이 얇아지는 거예요. 보통은 약물 사용을 그만두면 서서히 원래대로 돌아오지만 심각한 경우에는 상처로 인해 흉터가 남을 수 있어요.

　처음부터 너무 강한 스테로이드로 시작하지 않는 게 좋아요. 바르는 양도 약물에 민감한 부위일수록 적게 발라야 해요. 바르는 양은 검지손가락 마디에 세로로 짜서 판단하면 돼요. 연고나 크림 같은 약은 검지 끝마디 길이만큼 짠 양을 기준으로 해요. 손가락 한 마디 정도면 성인 양 손바닥에 바를 수 있는 양이고, 두 마디면 얼굴과 목을 덮을 수 있는 양이에요. 살이 자주 접히거나 연한 부위일수록 흡수율이 높아서 조금만 발라야 해요.

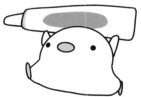

바르는 스테로이드는 2~4주 동안 연속해서 사용하면 빠른 내성이 생겨서 효과가 떨어져요. 내성이 생기는 걸 예방하려면 격일로 또는 주말에만 사용하는 것이 좋아요. 연속으로 사용해야 한다면 중간에 1주일 동안 약을 쉬는 휴약기를 가져야 해요.

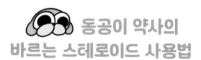

동공이 약사의
바르는 스테로이드 사용법

- ⬦ 두꺼운 피부가 아니라면 손가락 한 마디 정도만 짜서 얇게 바르기
- ⬦ 처음부터 강한 스테로이드를 쓰지 말고 적절한 강도를 선택하기
- ⬦ 격일로 사용하거나 주말에만 사용하기
- ⬦ 연달아서 2주간 사용했다면 1주일간 약 없이 쉬기

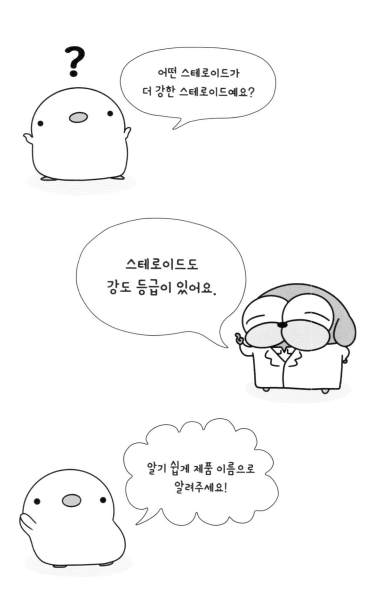

스테로이드 등급표

등급	성분	제품
1단계 매우 강함	클로베타솔프로피오네이트 0.05%	더모베이트액·연고, 도모호론액·연고·크림, 베타베이트액·연고·크림, 케이타솔액·연고·로션, 코베이트액, 크러벤액, 프로솔액·연고·로션
	디플로라손디아세테이트 0.05%	디프라크림, 크로베손크림
	디플루코르톨론 발레레이트 0.3%	네리소나0.3%연고, 디푸코로션·연고 0.3%
2단계 강함	베타메타손디프로피오네이트 0.05%	네오덤크림, 다이보베트연고, 라벤다크림, 베데스타크림, 새로겐타에이크림, 세레나크림, 스테로신지크림, 실크론지크림, 실크론크림, 자미올겔, 카리올연고, 칼시베타겔·연고, 트로나인크림, 파나덤크림, 푸소라연고, 하이덤크림
	데속시메타손 0.25%	데라파손로션, 데옥손로션0.25%, 데타손로션·연고0.25%, 에스파손로션·연고0.25%
	데속시메타손 0.05%	데속시원겔, 데옥손겔0.05%, 메타파손겔
	플루오시노니드 0.05%	나이드크림, 라이덱스크림, 스테파론액, 엑스엘-완겔
	할시노니드 0.05%	베로단연고

등급	성분	제품
2단계 강함	모메타손푸로에이트 0.1%	모멘타연고, 프로몬연고
3단계 약간 강함	디플루프레드네이트 0.05%	리베카크림
	데속시메타손 0.25%	데라파손로션, 데타손로션·연고0.25%, 데옥손로션0.25%, 에스파손로션·연고 0.25%
	암시노니드	비스덤크림
4단계 중간	부데소니드 0.025%	로지나크림, 제크크림
	모메타손푸로에이트 0.1%	더모타손엠엘이크림, 라벨리아크림, 모메손크림, 모메탄크림, 모멘타손크림, 에로콤크림, 인푸라크림, 테리손크림, 피엘타손크림
	메틸프레드니솔론아세포네 이트 0.1%	아드반탄연고·크림, 아디코트크림, 프레 반탄연고
	트리암시놀론아세토니드 0.1%	오라메디연고
5단계 약간 약함	클로베타손부티레이트 0.05%	유모베이트크림

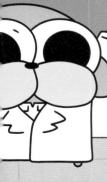

등급	성분	제품
5단계 약간 약함	히드로코르티손발레레이트 0.2%	하이드코트크림, 하이티손크림
	베타메타손 발레레이트	쎄레스톤지크림, 베데스타-지크림, 아 몰지크림·에이크림, 데마코트크림·에스 크림, 베로신연고
	프레드니카르베이트	더마톱액·연고·크림, 더모프레드크림, 더미소론로션, 데르민크림, 데모큐크림, 락티케어제마지스로션0.25%, 베스 톱크림, 베이드크림, 보드미크림, 티티 베크림, 티티베연고0.25%, 프레벨액 0.25%, 프레벨연고
	프레드니솔론발레로아세 테이트	삼아리도멕스크림, 삼아리도멕스로션, 삼아리도멕스크림0.15%
6단계 약함	데소나이드 0.05%	데소나크림0.05%, 데스오웬로션0.05%, 데스윈로션0.05%, 마일드윈크림0.05%, 아토맥스로션·크림0.05%, 제스윈크림, 케어덤로션0.05%, 토피덤로션0.05%

등급	성 분	제 품
7단계 가장 약함	덱사메타손 0.1%	맥시덱스점안액·안연고, 네오덱스안연고, 맥시트롤점안액·안연고, 토라빈덱스안연고, 포러스점안액
	히드로코르티손	더모케어로오숀2.5%, 락티숀에이취씨현탁액1%, 락티숀에이취씨현탁액2.5%, 락티케어에취씨로션1%, 락티케어에취씨로션2.5%, 스무스케어로션2.5%, 스무스케어크림1%, 코디케어로션2.5%, 하이로숀연고·로션·크림
	히드로코르티손아세테이트	나나솔연고, 더마큐연고, 데마솔연고, 데카미솔연고, 복합레터론연고, 복합마데카솔연고, 복합세니아
	프레드니솔론발레로아세테이트	베로아크림0.15%, 베로아크림, 보송크림

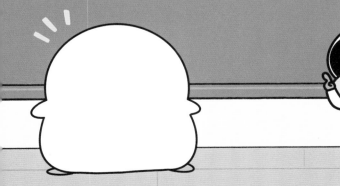
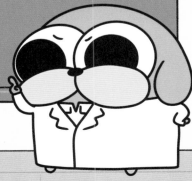

표에 옥에 티처럼 보이는 게 있어요.

프레드니솔론발레로아세테이트는 5단계에도 있고, 7단계에도 있어요. 여기서 삼아제약의 삼아리도멕스크림이 독특한 사례예요. 기존에는 7단계 일반의약품으로 분류되어서 어린 환자들에게도 쉽게 사용되었지만, 삼아제약 측에서 식약처를 상대로 소송을 제기해서 5단계로 바뀐 경우죠.

식약처가 처음 분류한 것과 달리, 실제 임상에서는 리도멕스가 다른 약에 비해 효과가 강한 것 같다는 경험적인 데이터가 쌓여 있었거든요. 그러니 등급이 칼같이 정해진 것은 아니고 나라마다 다르기도 해요. 여러분이 꼭 기억하셔야 하는 건, 얼굴이나 생식기 같은 부위에는 5단계 이상의 강한 스테로이드는 쓰지 않아야 한다는 거예요.

부위별
스테로이드 권고 단계

단 계	사 용 부 위
1	매우 중증에 단기간 사용, 3주 이상 연속 사용 금지
2	손, 발, 두피(중등도~중증), 몸(중증)
3,4,5	몸(경증~중등도), 팔, 다리
6,7	얼굴, 생식기, 접히는 부위, 소아

> 실제로 처방되는 약은 의사의 판단에 따라 다를 수 있으니까 절대적인 법칙이 아니라는 것도 기억해주세요.

✚ 무좀약 완전 정복
– 제품 선택과 사용법

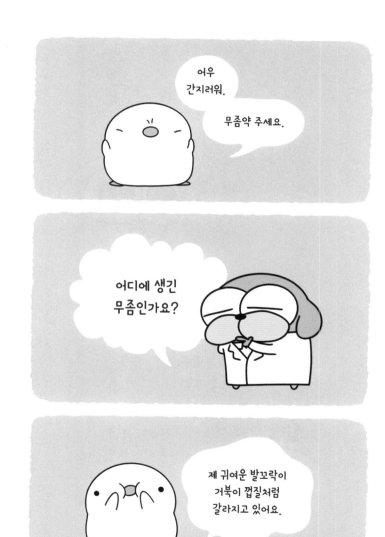

바르는 무좀약 드릴게요.

원스로 드릴까요?
매일 바르는 거 드릴까요?

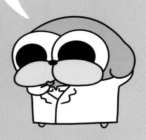

매일 바르는 건 뭐고
원스는 뭔데요?

전에는 그냥
간지러울 때만 발랐는데.

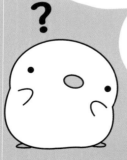

무좀약은 필요할 때 바르는 게 아니라, 무좀균이 사라질 때까지 꾸준히 바르는 거예요. 라미실원스외용액은 그런 번거로움을 덜어주려고 한 번만 발라주는 거구요.

지금은 이 제품이 아니더라도 비슷한 '원스' 제품들이 많아요. 예전보다 브랜드 선택지가 다양하죠.

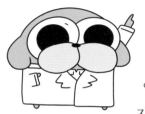

원스 제품은 밤에 잘 씻고 말린 발에 발목 위까지 다 덮이도록 한 통을 전부 짜서 발라주세요. 한 번에 한 통을 다 쓰면 너무 많은 건 아닌지 걱정될 수도 있지만 약물이 피부에 막을 형성해야 제대로 작용하니 넓게 덮어주세요. 한쪽에만 무좀이 있어도 양쪽 발 모두 발라야 효과가 있어요. 바른 후에는 24시간 동안 발을 씻지 마시구요.

발에 약이 묻어 있으면 찝찝하기도 하고, 마룻바닥을 걸으면 미끄러우니 주무시기 전에 바르세요.

혹시 반려동물을 키우신다면, 바르고 주무실 때 반려동물이 침실에 들어오지 못하게 해주세요. 반려동물이 핥으면 안되거든요.

무좀약을 바를 때는 감염 부위를 먼저 씻고 잘 말린 후에 발라 주세요.

원스가 아닌 일반 크림 제품은 하루 1~2번 바르도록 권하는데,
아침에 바르면 생활 중에 미끄러워서 불편함이 있으니
취침 전에 바르고 말리면서 주무세요.

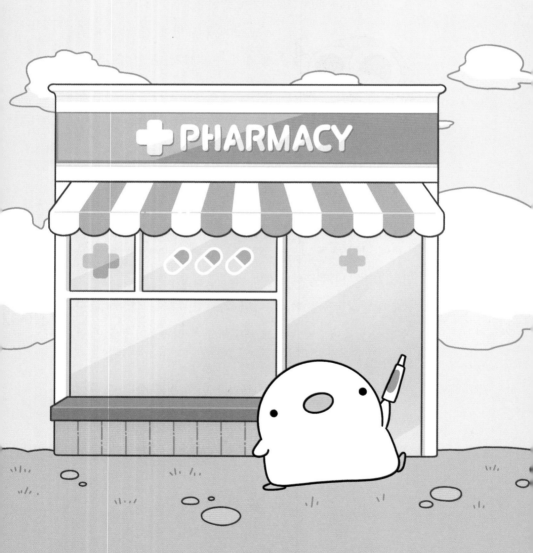

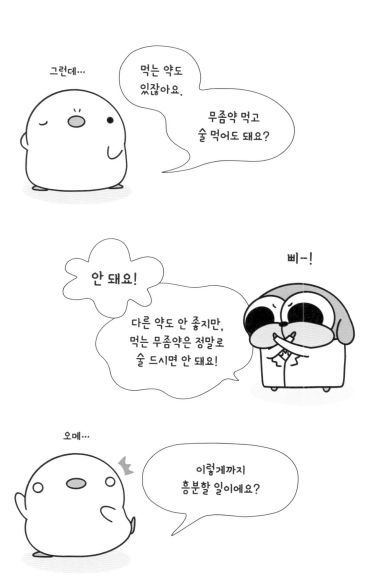

여기에는 두 가지 이유가 있어요.

우선 무좀 곰팡이를 죽이는 이트라코나
졸, 케토코나졸, 플루코나졸 등 먹는 무좀약
은 간 기능을 떨어뜨려요. 술과 궁합이 아주아주 안 좋죠. 무
좀약을 먹고 있는 사람은 간에서 해독을 주로 담당하는 산화
효소들이 억제되어 있기 때문에 간 조직 손상에 취약해요. 평
소라면 견딜 수 있었을 적은 양의 음주에도 간 조직이 손상
을 입을 수 있거든요.

술을 마시는 날, 약을 건너뛰는 것도 문제가 될 수 있어요.
꼭 술을 마셔야 하는 자리가 있어서 그날 또는 그 주에 먹을
약을 건너뛰면 치료 효과가 상당히 떨어지거든요. 술 먹는 날
만 약을 피한다고 해서 해결되지 않아요.

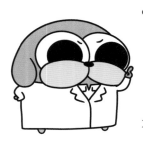
예를 들어, 이트라코나졸이 몸에서 완
전히 사라지려면 최소 5일이 지나야
해요. 술자리가 있다면, 약 때문에
마실 수 없다고 말하시고 음주는 꼭
거절하세요!

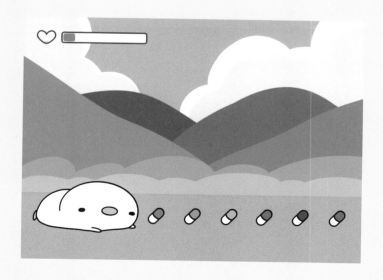

Chapter 2.
호흡기와 소화기 건강

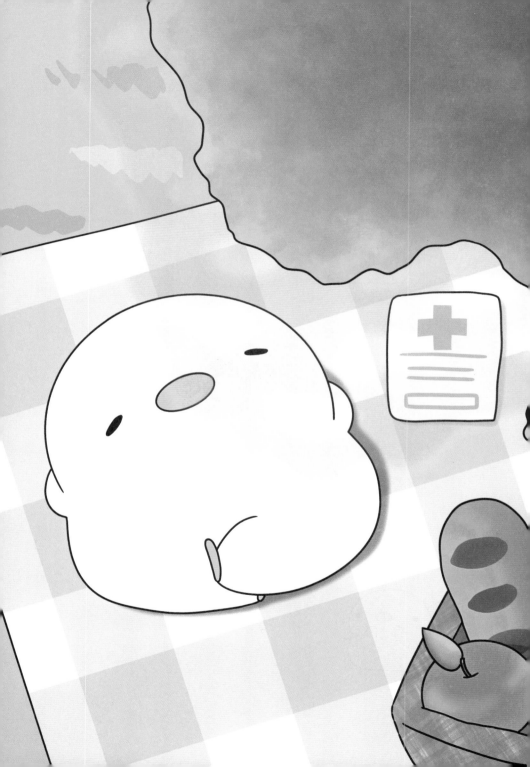

✚ 코가 막혔는데 풀어도 안 나와요
– 비충혈제거제의 올바른 사용법

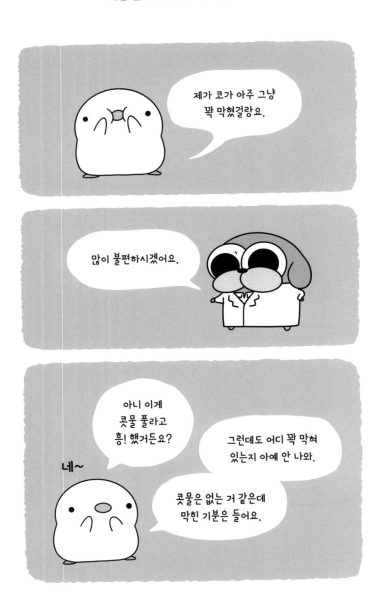

그게 콧물로 막힌 게 아니어서 그럴 거예요. 코에 염증이 생겨 부어서 그래요. 안 나오는 코를 풀려고 자꾸 물리적인 자극을 주시면 더 심해질 수 있어요.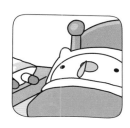

콧물이 끈적끈적해서 나오지 않는 것이 아니라, 콧속 자체가 부어서 구멍이 막힌 거죠. 그럴 때는 화장지로 코를 푼다고 해결되지 않아요. 부어오른 코를 가라앉히는 약을 쓰셔야 해요. 알레르기로 코가 간지러울 때 사용하는 약은 주로 항히스타민제인데요. 항히스타민제는 알레르기가 아닌 코막힘에는 효과가 없어요. 그 대신, 슈도에페드린 등 비충혈제거제 nasal decongestant 성분을 쓰셔야 해결돼요. 비충혈제거제는 코점막 혈관을 수축시켜서 코점막이 부푼 걸 가라앉히는 약이에요. 먹는 약도 있고, 뿌리는 약도 있어요.

비충혈제거제 성분은 종합감기약에도 흔하게 들어있어요. 그중에서도 제품명에 '노즈'나 '코'가 들어간 약들은 비충혈제거제가 들어있는 경우가 많아요. 종합감기약 같은 일반의약품 제품은 처방전 없이도 구매할 수 있으니 불편하다면 약국에 오셔도 좋아요.

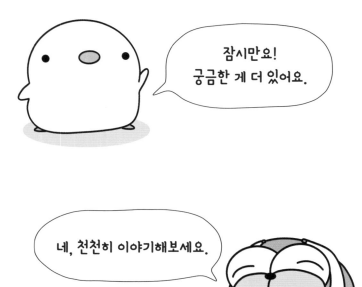

잠시만요!
궁금한 게 더 있어요.

네, 천천히 이야기해보세요.

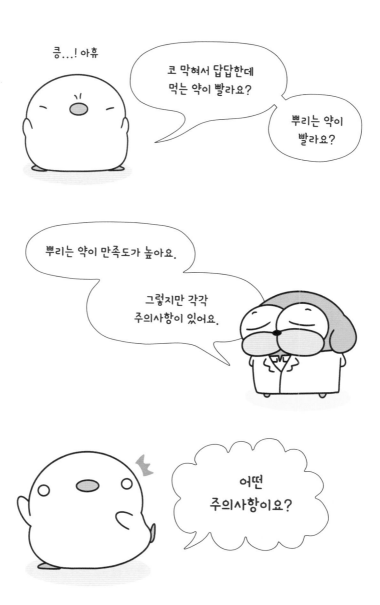

코막힘을 풀어주는 약에는 먹는 약과 콧속에 뿌리는 약이 있어요. 먹는 약 제품 중에서 약국에서 처방전 없이 쉽게 접할 수 있는 약은 주로 해열, 진통 등 다른 성분이 함께 포함된 복합제예요.

먹는 약 성분에는 대표적으로 슈도에페드린이 있는데, 몸에서 작용하는 시간이 짧은 약이라 하루 3번씩 먹어야 하는 번거로움이 있어요. 어린아이들은 이 약을 먹고 잠을 못 자는 부작용을 겪기도 해요. 슈도에페드린은 교감신경을 흥분시키는 약이거든요. 먹는 약은 코뿐만 아니라 온몸에 작용하기 때문에 의도치 않은 부작용이 생기는 거예요.

반면, 코에 뿌리는 약은 코안에만 작용하기 때문에 부작용이 덜해요. 불면증이 있거나 고혈압 또는 심장 질환이 있는 환자는 뿌리는 약을 쓰시는 게 좋아요. 뿌리는 약의 성분은 페닐에프린, 나파졸린, 자일로메타졸린, 옥시메타졸린 등 다양한데, 성분에 따라 지속 시간이 달라요. 지속 시간이 짧은 나파졸린 성분의 제품은 3시간 이상 간격으로 하루 3~4번 뿌려야 하지만, 지속 시간이 긴 옥시메타졸린 제품들은 8시간 이상 간격으로 하루 1~2번만 뿌려도 된다는 장점이 있어요.

스프레이형 비충혈제거제는 장기간 사용하면 약 성분 때문에 오히려 코가 더 막히게 돼요. 한 번에 7일 이상 연속해서 사용하지 않도록 하고, 다시 사용하기 전에 최소한 7일 동안 약을 쉬는 기간을 가져야 해요.

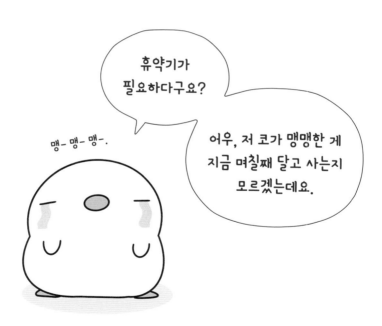

맹- 맹- 맹-.

휴약기가
필요하다구요?

어우, 저 코가 맹맹한 게
지금 며칠째 달고 사는지
모르겠는데요.

알레르기 비염일
수도 있어요.

그럴 경우에는
약국 비충혈제거제에
의지하지 말고 알레르기
약을 처방받아야 해요.

또는 감염 때문에 생긴 감기가
오래 지속된 걸 수도 있어요.
그렇다면 병이 커지기 전에
병원으로 가봐야 하고요.

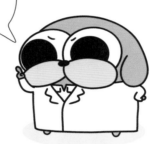

?

그래요?

알레르기인지 코감기인지
어떻게 알아요?

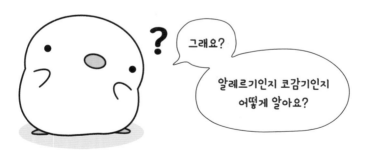

코감기인지 알레르기인지 간단하게 알아보는 방법이 있어요. 정확한 진단은 의사 선생님이 하시겠지만, 감염 때문에 생기는 코감기라면 알레르기와 다르게 발열 증상이 있는 게 가장 큰 차이예요. 거기에 콧물 색깔까지 변했다면 감염일 확률이 높죠. 이럴 때 감염의 징후를 놓쳐서 약국 약에 의존하고 병원에 가지 않으면 병을 키울 수 있어요.

반대로 열은 없는데 코는 간지럽고 투명한 물처럼 생긴 콧물이 흐르면 알레르기성 비염일 수 있어요. 이럴 때는 비충혈제거제를 오래 사용해도 부작용만 늘어나고 좀처럼 낫지 않아요. 내 상태가 어떤지 한번 체크하는 것도 중요합니다.

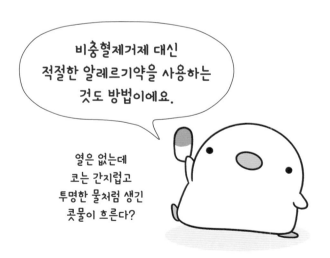

비충혈제거제 대신
적절한 알레르기약을 사용하는
것도 방법이에요.

열은 없는데
코는 간지럽고
투명한 물처럼 생긴
콧물이 흐른다?

➕ 가래가 안 떨어질 때
– 거담제 선택 가이드

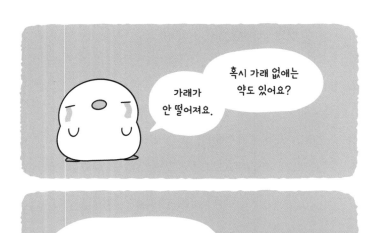

혹시 가래 없애는
약도 있어요?

가래가
안 떨어져요.

기침 후유증이 오래가는 분들께는
가래 녹이는 약을 추천해요.

있죠~

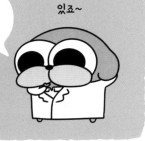

오! 제가 딱 그래요.

카악~ 소리 내도!

목에 턱턱 걸리는 기분이 드는데
화장실 가서 안 나와요.

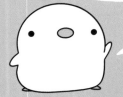

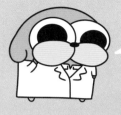

가래가 단단할 때는
점액이 잘 녹게 해주거나
점액 분비가 더 늘어나게
해주는 약이 도움이 돼요.

어떻게 녹여요?

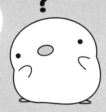

물대포도 아니고...

점액 물질을 잘게 잘라서
잘 녹게 만들거나,
분비물이 잘 나오게 해서
없어지도록 해요.

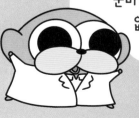

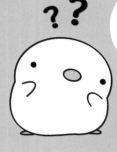

점액을 잘라요?

가위도 아니고 찐득한 걸 어떻게 자르지?

요리할 때 보면 녹말물은 끈끈한데 설탕물은 맑잖아요?

가래 같은 점액도 녹말을 푼 물처럼 당단백질들이 연결되어 있어서 끈끈한 거예요.

당단백질 사이의 결합을 끊어주면 점액이 더 잘 녹거든요.

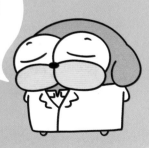

목감기를 앓고 나서 열도 내리고 통증도 사라졌는데 가래가 끈끈하게 안 떨어지는 경우가 있어요. 뱉으면 가래, 몸속에서는 객담이라고 부르는 기관지와 폐 분비물은 농도가 높아지면 끈적하게 붙어서 잘 배출되지 않아요. 그러면 목에 이물감이 들어서 자꾸 의식하게 되고, 헛기침하는 등 일상생활이 불편하죠. 이럴 때는 신경을 강제로 억제해서 기침을 줄이는 약을 쓰면 안 돼요. 객담을 녹이고 부드럽게 해서 배출되기 쉽게 해주는 거담제 성분의 약을 사용하는 것이 좋아요.

감기로 병원에 가면 흔하게 처방받는 대표적인 거담제는 바로 시네츄라시럽입니다. 시네츄라 또는 푸로스판시럽에 들어있는 아이비엽 추출물은 가래를 묽게 만들어서 쉽게 나오도록 도와줘요.

거담제 시럽을 먹고도 가래가 안 떨어질 때는 아세틸시스테인 등 가래를 묽게 해주는 약을 추가로 써볼 수 있어요. 점액을 녹여주는 약은 효과가 일정하지 않아서 짧은 기간만 사용하는 걸 권장하는데요. 특히 소화기계 이상 반응이 나타날 수 있어서 장기간 사용하기 어려워요. 아세틸시스테인이 위 점막을 보호하는 뮤신도 녹일 수 있기 때문에 궤양 등 소화기 질환이 있는 환자는 사용을 피하세요.

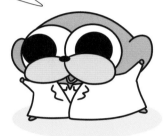

가래 때문에 불편한 것 빼고
다른 증상은 다 나으셨다면,
단일 성분 거담제로
아세틸시스테인 추천해요.

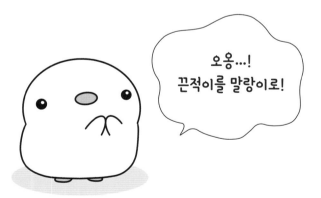

오옹...!
끈적이를 말랑이로!

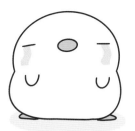

콜록콜록

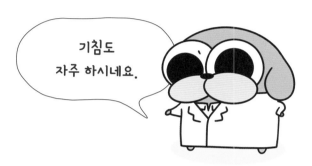

기침도
자주 하시네요.

네. 제가 기관지가
좀 예민한 편인가 봐요.

환절기마다
한 번씩 이러네요.

환절기에는 목감기를 심하게 앓고 나서 후유증으로 만성기침이 생겨 약국을 찾는 분들이 많아지고는 해요. 기침을 직접 억제하는 진해제를 먹으면 약을 복용하는 동안에는 효과가 있지만, 정확한 원인을 몰라 금방 기침이 되돌아오기도 하죠.

기관지 건강에 도움이 되는 가장 중요한 습관은 목이 건조해지지 않게 유지하는 거예요. 특히 물 대신 커피를 자주 마시는 분들은 목이 건조함을 자주 느끼실 수 있어요. 커피는 목 건강에 도움이 되지 않아요. 탈수를 유발해서 후두가 건조해지기 쉽거든요. 커피보다는 사탕이나 얼음을 입에 물고 있거나, 껌을 씹음으로써 침 생성을 유도해주세요.

또 다르게는 반려동물 털, 먼지, 간접흡연 등 기도에 자극을 주는 환경을 없애고, 환기를 시키거나 가습기로 습도를 일정하게 유지해주는 것도 도움이 돼요. 염증 반응을 키울 수 있는 단순 당이나 밀가루 음식을 줄이고, 대신 기관지에 도움이 되는 양파나 마늘, 생강, 도라지 등을 자주 먹는 습관도 들여보세요. 만약 역류성식도염으로 인한 마른기침이 의심된다면 야식을 삼가고, 주무시기 전에 잠자리 머리 위치를 조금 높게 해주면 좋아요.

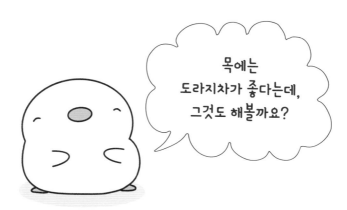

목에는
도라지차가 좋다는데,
그것도 해볼까요?

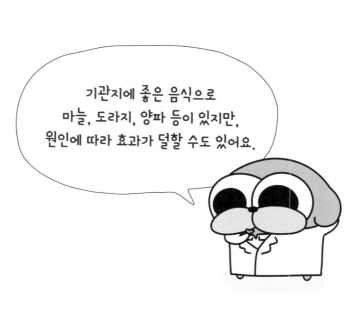

기관지에 좋은 음식으로
마늘, 도라지, 양파 등이 있지만,
원인에 따라 효과가 덜할 수도 있어요.

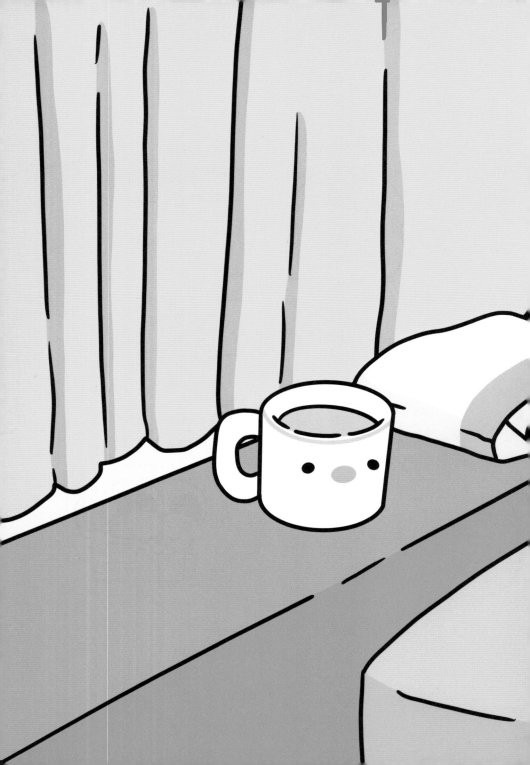

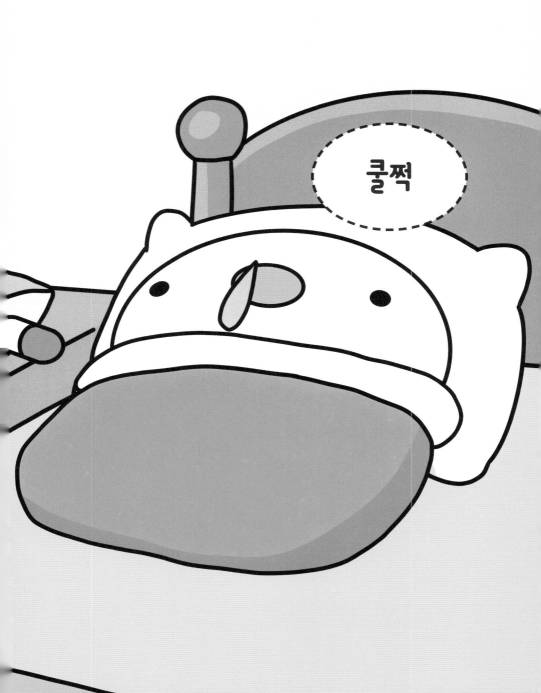

✚ 감기,
이럴 때는 병원으로!

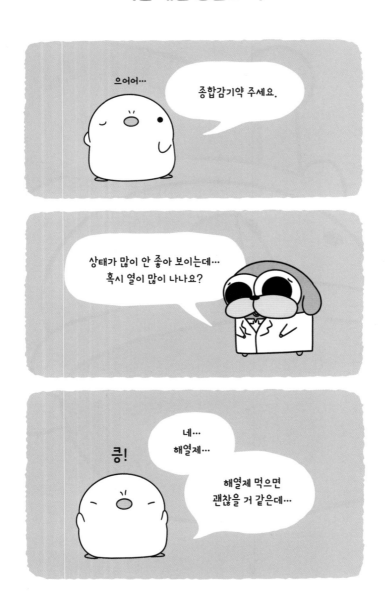

열이 많이 나면 가벼운 감기가 아니라 세균 감염 징후일 수 있어요. 이럴 때는 콧물 색깔이 어떤지도 체크해보세요. 콧물이 녹진하게 나오고, 귀도 간지럽다면 약국에서 사는 일반의약품으로 처치할 일이 아니에요. 이비인후과에 가서서 진료를 받아보세요.

감기는 바이러스성 질환이죠. 가벼운 감기라면 약국에서 처방전 없이 구입할 수 있는 종합감기약 등으로 증상만을 치료해도 충분할 수 있어요. 우리 몸이 가진 면역력으로 감기 바이러스를 자연 치유할 수 있거든요. 하지만 감기에 걸리면 면역력이 약해져 몸이 감염에 취약해지고, 이로 인해 나쁜 세균들이 침투해 2차 감염으로 이어질 수 있어요. 세균성 감염부터는 각종 합병증의 가능성이 열리기 때문에 반드시 의사의 진료를 통해 적절한 항생제 처방을 받는 것이 중요해요.

약국에서는 환자에게 다음 중 하나에 해당한다면 일반의약품으로 끝날 감기가 아니라고 보고 의사의 진료를 받아보라고 권해드리고 있어요.

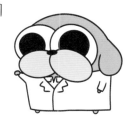

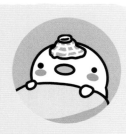

- 38도 이상 고열
- 누렇고 끈적한 콧물, 심한 코막힘
- 호흡 곤란 또는 숨이 가쁜 느낌
- 일반의약품을 복용해도 계속되는 통증
- 증상이 일주일 이상 지속됨
- 24개월 이하 유아

감기로 병원에 가면 아직 감염의 징후가 뚜렷하지 않더라도 예방적 차원에서 항생제를 처방해주기도 해요. 이때의 짧은 항생제 처방은 내성을 걱정할 수준이 아니기 때문에 의사 선생님의 진료를 믿고 끝까지 복용하는 것이 좋아요.

가끔 어떤 분들은 임의로 항생제를 중단하시는 경우가 있는데, 이런 행동은 항생제 내성균 발생을 유발할 수 있어요. 처방받은 항생제는 부작용 문제가 아니라면 반드시 끝까지 복용하세요.

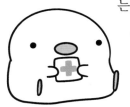

✚ 환절기 면역력,
이거 챙기면 좋아요

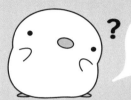

제가 어려서부터
면역력이 좀 약했는데,
뭘 먹어야 도움이 될까요?

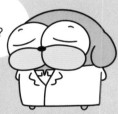

목감기나 코감기에
자주 걸리고 그러세요?

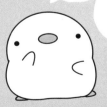

어우,
말도 마세요.

슬슬 춥고 건조해진다 싶으면
무조건 한 번은 걸리고 간다니까요.

그냥 넘어가는 법이 없어~

환절기 건강에는 퀘르세틴이 좋아요.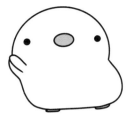
식물성 색소 성분인데, 항산화 효과가
좋고 성인병 예방에 도움이 된다고 알
려져 있어요. 퀘르세틴은 만성 염증 반
응을 줄여줘서 기관지가 민감한 사람에게도 도움이 돼요. 바
이러스와 세균을 억제하는 효과도 확인되어서 환절기 건강
을 위해 챙겨 먹으면 좋아요.

퀘르세틴은 염증을 유도하는 신호들을 체내에서 차단하기
때문에 면역체계가 과민한 사람이 꾸준히 섭취하면 도움을
받을 수 있어요. 기관지 자극으로 인해 자주 기침하는 사람이
나 알레르기 비염 때문에 고생하는 사람에게 추천하는 성분
이에요. 환절기 건강을 챙기고 싶다면 평소 식단에 양파, 사
과, 케일 등 퀘르세틴이 풍부한 식품을 추가하시는 걸 추천해
요. 하지만 약이 아닌 식품인 퀘르세틴으로 의약품만큼의 효
과를 기대할 수는 없어요. 퀘르세틴이 상기도감염의 증상을
완화시키거나 예방할 수 있다는 근거들은 중년 이상을 대상
으로 국한되기도 하고, 매일 섭취해야
하는 용량이 1,000mg 이상으로
부담스럽기도 해요.

퀘르세틴이 체내로 흡수되는 비

율은 10%도 채 되지 않아요. 퀘르세틴 자체가 물에 잘 녹지 않고, 체내에 들어와서도 화학 구조가 안정되지 않기 때문이죠. 게다가 맛도 써요. 그래서 억지로 고함량을 넣은 제품은 냄새와 맛이 역하다고 느끼시는 분들이 꽤 있죠. 요즘에는 이런 문제들을 해결해서 흡수율을 높이고 거부감이 없도록 맛을 바꾼 제품들도 나오고 있어요. 특히 해외 직구 제품으로 구매한다면 흡수율을 높인 제품을 고르도록 해요.

퀘르세틴 같은 식물성 플라보노이드 성분은 혈소판 응집을 막아서 피가 멎는 걸 방해할 수 있으니, 와파린이나 아스피린 등 혈전을 방지하는 약을 복용하고 있다면 섭취를 피하시는 것이 좋아요.

오, 나 기침 때문에
맨날 도라지차 마시는데
퀘르세틴도 같이 먹으면 좋겠다.

식품 중에는 양파, 시금치, 케일, 사과에
많아요. 고함량 영양제 제품은 맛이 써서
싫어하는 분들도 많으니 주의하세요.

✚ 커피만 마시면 속이 쓰려요
– 쓴맛 수용체와 위산

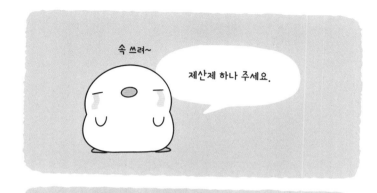

속 쓰려~

제산제 하나 주세요.

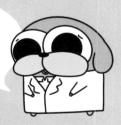

제산제는 드릴 수 있는데,
혹시 자주 그러세요?

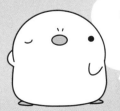

네, 요새 일이 바빠서
잠을 좀 못 잤더니
막 위가 다 아프네.

아이고...

잠을 좀 주무시라고 해도 일 때문이니 어쩔 수 없으시겠죠?

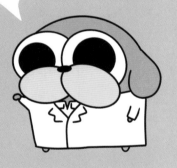

저도 자고 싶어요, 정말로~

헤헤... 정답...

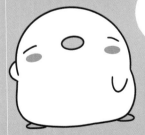

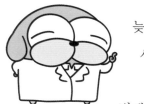 늦은 밤 야식도 속 쓰림의 원인인 것 아
시죠?

만약 야식을 끊고도 속이 쓰리다면 이
번엔 커피를 끊어보세요. 커피 속 카페인
과 폴리페놀 성분들이 위산 분비를 자극하거든요. 현대인에
게 커피는 포기하기 힘든, 포션 같은 존재지만… 커피만 끊어
도 위산 때문에 속 쓰린 게 많이 나아져요.

우리 혀에는 쓴맛 수용체가 있죠. 그런데 우리 위장에도 쓴
맛 수용체가 있다는 사실, 알고 계셨나요? 혀에 있는 쓴맛 수
용체와 반대로, 위장에 있는 쓴맛 수용체는 커피 속 카페인과
폴리페놀 등 쓴맛이 나는 성분들에 반응해서 위산 분비를 촉
진해요. 쓴맛 수용체는 입안에서 작용하면 위산 분비를 늦추
는 효과가 있지만, 위에서는 위산 분비를 촉진하는 효과가 있
는 거죠. 우리가 커피를 입에만 머금고 있다가 뱉는다면 모를
까, 습관적으로 커피를 마시면 위산이 늘어나서 속 쓰림이 심
해질 수 있어요.

커피를 끊을 수 없는 현대인들은 속이 쓰릴 때마다 제산제
를 먹어가며 속을 다스리고는 해요. 하지만
이렇게 장기간 제산제를 복용하면 위암
등 중요한 질병이 발생했을 때 그

증상이 가려져서 발견이 늦어질 수 있어요. 또한, 신장 기능이 손상된 환자는 제산제 때문에 전해질 이상이 생기거나 신장 기능이 더 안 좋아질 위험이 있죠. 그리고 제산제와 다른 약을 같이 먹으면 소화관의 산성도가 바뀌어서 약 흡수율이 달라지는데, 이게 또 다른 부작용을 일으킬 위험이 커질 수 있어요.

매번 약으로 해결하기보다는 커피랑 야식을 줄여보세요. 생활습관을 개선해서 원인을 없애는 것이 가장 건강한 방법이에요.

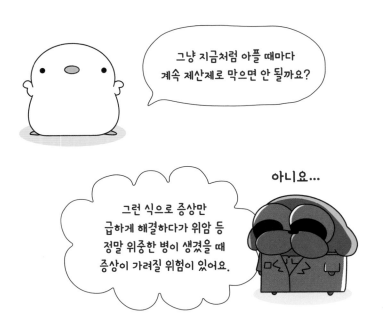

그냥 지금처럼 아플 때마다 계속 제산제로 막으면 안 될까요?

아니요...

그런 식으로 증상만 급하게 해결하다가 위암 등 정말 위중한 병이 생겼을 때 증상이 가려질 위험이 있어요.

✚ 제산제 어떻게 먹어야 할까?
− 장단점과 사용법

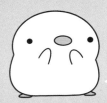

제산제 거의 달고 사는데요.

오래 먹어도 괜찮은 거예요?

증상이 2주 이상 지속되었다면, 병원에 가서 위산분비억제제나 위장관운동촉진제 또는 점막보호제를 처방받고 제대로 치료받으셔야 해요.

약국에서 살 수 있는 짜 먹는 제산제는 급성 증상 완화에만 쓰는 거예요.

안 돼요~~

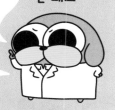

그래요? 치료 안 받으면 오래갈까 봐 그런 거예요?

아니면 제산제가 부작용이 있어서 그래요?

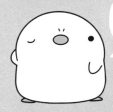

가슴이 불타는 것처럼 불편할 때 하얀색 제산제를 짜먹고 편안한 표정을 짓는 광고, 너무나 유명하죠?

우리나라에는 제산제를 달고 사는 사람들이 많아요. 매일 한 잔씩 즐기는 아이스 아메리카노와 매콤하고 짭짤한 음식을 선호하는 한국인의 입맛 때문이죠.

이런 제산제에 관해 꼭 알아야 할 사실이 있어요.

우리가 속이 불편할 때 먹는 제산제는 근본적인 원인을 치료하는 것이 아니라, 이미 분비된 위산을 단순히 중화하는 역할만 해요. 한마디로 제산제는 일시적으로 급성 증상을 완화하는 임시방편에 불과한 거죠. 잠깐의 통증을 잊기 위해 제산제에 지나치게 의존하면, 위장관출혈이나 위암 같은 심각한 질환의 초기 증상을 인지하지 못할 위험이 있어요.

2주 이상 제산제를 사용해도 증상이 계속된다면 최대한 빠르게 병원에 방문하는 게 좋아요.

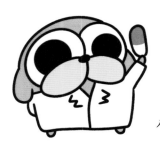

제산제 자체는 약국에서 처방 없이 구매할 수 있을 만큼 안전한 약이지만 사람에 따라 부작용이 크게 다가올 수도 있어요. 예를 들어 우유를 많이 마시거나 칼슘 보충제를 먹고 있는 사람이

마그네슘이나 칼슘이 들어있는 마그밀정, 겔포스엘현탁액, 개비스콘더블액션현탁액 등을 복용하면 알칼리증과 고칼슘혈증으로 인해 구토하거나 탈수 상태에 빠질 수 있거든요.

콩팥 기능이 떨어져 있는 사람에게 제산제는 특히 위험할 수 있어요. 신기능 장애 환자들은 제산제 속 마그네슘, 알루미늄 또는 탄산수소나트륨 성분의 흡수와 여과를 조절하는 기능이 떨어지기 때문이에요. 잘못하면 신장이 더 망가질 수 있으니 주의해야 해요.

마그네슘 성분 제산제는 변비약으로도 사용하는 약이에요. 반대로 변비가 없는 사람이 사용하면 설사를 유발한다는 사실도 꼭 알아두세요. 일반적으로는 안전한 약들이지만, 대표적인 부작용을 알아두고 장기간 사용하지 않도록 해요!

제산제 성분별 대표 부작용

- 💊 알루미늄제: 변비, 빈혈
- 💊 마그네슘제: 설사
- 💊 칼슘제: 신결석, 신부전, 구토, 변비
- 💊 탄산수소나트륨: 복부팽만, 위점막 자극

힝...

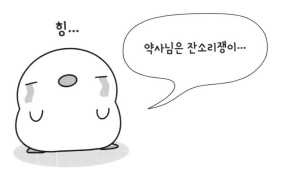

약사님은 잔소리쟁이...

2주 이상 증상이 계속되면
병원으로 가보세요.

그전에도 대변 색깔이
검게 변하는 등 출혈이 의심되면
꼭 병원을 방문하세요!

꼭!

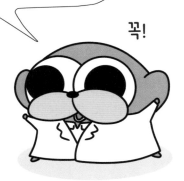

✚ 술 먹으면 토할 것 같은데 어떻게 해요?

– 트리메부틴의 효과

저 오늘 술 진짜 많이 마실 건데,
제가 술만 마시면 토하고 울렁거려요.

이럴 때 좋은 숙취해소제 있나요?

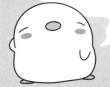

숙취해소제는 아니지만,
음주 후 토할 것 같은 증상을
멈춰주는 약이 있어요.

트리메부틴이라고
위장관 운동을 조절해주는
약이에요.

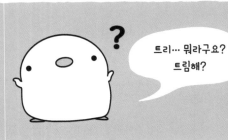

? 트리… 뭐라구요?
트림해?

트리메부틴이에요.

구역, 구토, 복통에 광범위하게
효과가 좋아서 숙취로 구역감이
자꾸 올라올 때 먹으면 좋아요.

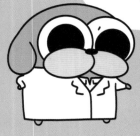

오옹~

술 먹기 전에 먹어요?

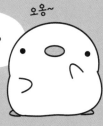

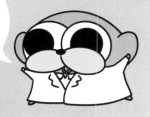

술 마시기 전에 드시면
1시간 안에 혈중 최고
농도로 흡수돼요.

다음 날 아침에 일어났는데도
계속 메스껍다면 식사 전 빈 속에
한 번 더 드시구요.

약국에서 숙취해소제를 찾는 분들이 많아요. 정확히 어떤 증
상을 해소하고 싶은지 이야기하지 않으면 약사님은 일반적
으로 간 기능을 돕는 성분을 추천해줄 거예요.

하지만 속이 메스껍고 구토를 한다면 간장약보다는 트리메
부틴 같은 위장장애 치료제가 더 적합해요.

트리메부틴은 과도한 위장관 운동은 줄여주고, 저하된 운
동은 정상화해주는 이중 작용 덕에 과민대장증후군, 소화불
량 등 다양한 위장장애에 폭넓게 효과를 보여요. 간에서 빠르

게 대사 되는 약물이고, 다른 약물과 심각한 상호작용은 없다고 알려져 있어요.

그럼에도 약물에 대한 과민반응이나 일반적인 부작용은 사람마다 다르게 나타날 수 있으므로, 오남용 위험을 피하기 위해 의사나 약사와 상담 후 사용해야 하죠.

성인의 경우, 권장 용량은 200mg씩 하루 3번까지로 정해져 있어요. 보통 한 알에 100mg이나 200mg이니까 초과용량으로 복용하지 않도록 주의해주세요. 위장관 운동 조절제를 포함해 숙취를 해소해주는 약들은 숙취의 주원인인 아세트알데히드를 직접 제거하지는 못해요. 증상을 일시적으로 완화해줄 뿐, 해독제가 아니라는 말이죠.

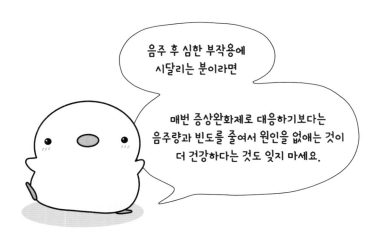

음주 후 심한 부작용에
시달리는 분이라면

매번 증상완화제로 대응하기보다는
음주량과 빈도를 줄여서 원인을 없애는 것이
더 건강하다는 것도 잊지 마세요.

✚ 위산 역류, 체중이 문제라고?
– 비만과 소화기 건강

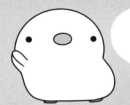

가슴이 답답하고
쓰릴 때가 많아요.

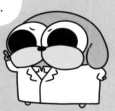

식도 괄약근이 약하면
위산과 음식물이 역류하기 쉬워요.

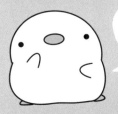

제가 속 쓰리지 말라고
커피나 탄산도 최대한 덜 마시고
하지 말라는 거 다 안 하는데도
자꾸 쓰려요.

비만이나 임신으로 복압, 그러니까 뱃속의 압력이 높아지면 속 쓰림이 자주 생길 수 있어요. 뱃속 공간을 지방이나 자궁이 차지하면서 다른 장기들을 밀어내기 때문에 위산이 역류하기 쉽거든요.

비만이 원인인 경우, 체중감량은 위산역류를 없애는 데 정말 효과적인 방법이에요. 연구에 따르면, 비만 환자 332명이 평균 13kg을 감량한 결과, 81%의 환자들이 위산역류 증상이 줄어들었다고 이야기했고, 위식도질환을 진단받은 환자는 기존 37%에서 15%로 감소했다고 하네요.

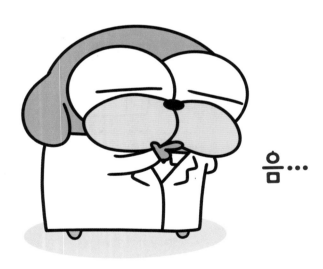

음…

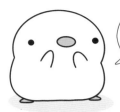

헐, 그렇구나...
똑같이 커피 마셔도 마른
사람보다 비만인 사람이 더
식도염으로 고생하겠네요?

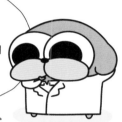

그렇죠. 해가 갈수록 비만 환자 수와 함께
위식도역류질환자 수도 늘어나고 있어요.
꽉 끼는 옷을 피하고, 체중을 감량하는 것이
만성적인 위산 역류를 치료할 수 있는
좋은 방법이에요.

위산역류를 예방하는 생활 수칙

💊 체중감량

💊 꽉 끼지 않는 편한 옷 입기

💊 식후 바로 눕지 않기

💊 잠자리 머리 위치를 높이기

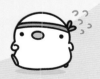

✚ 진통제만 먹으면 위가 아파요
– 위에 부담 덜 주는 진통제 선택법

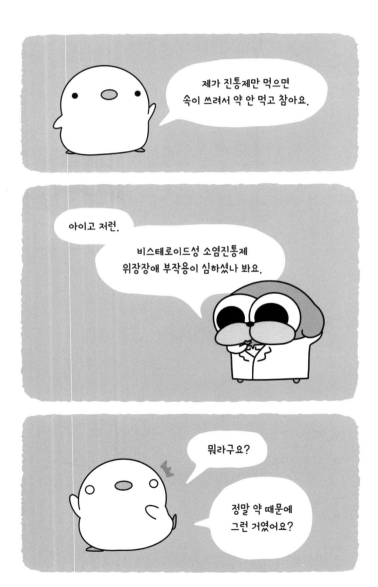

일반적인 소염진통제는 염증 인자가
생기지 않게 막아줄 뿐 아니라 위장을
보호하는 점막도 얇아지게 만들거든요.

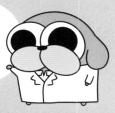

뭐야!

그래요?

그럼 소염이냐 위통이냐
고르라는 거예요?

위장장애가 심한 사람은
다른 진통제 선택지들이 있어요.

처방받을 때는 세레콕시브 계열
소염진통제, 처방 없이 약국에서는
소염 효과가 없는 아세트아미노펜
진통제를 쓰시면 돼요.

아뇨아뇨.

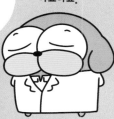

줄여서 NSAIDs(엔세이드)라고 부르는 비스테로이드성 소염
진통제 계열의 약들에는 대표적으로 이부프로펜, 덱시부프
로펜, 나프록센, 아스피린이 있어요. 이런 약들은 COX라는
효소를 억제해요. COX의 종류 중에는 염증인자를 만드는
COX-2가 있고, 위장을 보호하거나 혈액 응고에 관여하는
COX-1이 있어요. 소염진통제가 COX-2만 억제한다면 염증
과 통증만 줄어들어서 정말 좋겠죠. 하지만 일반적인 소염진
통제는 문제가 되는 COX-2와 문제없는 COX-1까지 모두 억
제합니다.

그럼 COX-1이 기능을 못 해서 위장 점막이 얇
아지고 속 쓰림이나 위통이 느껴지는 거예요.

연구에 따르면 위장장애 정도는 아스피린 >
나프록센 > 이부프로펜 > 덱시부프로펜 순으로, 아스피린이
가장 위장관에 독하게 작용해요. 나프록센과 이부프로펜은
거의 차이가 없지만, 이부프로펜이 미약하나마 위에 주는 부
담이 덜하다고 하고, 덱시부프로펜은 이부프로펜보다 부작
용이 적다고 밝혀졌어요. 소염진통제를 먹고
불편을 겪었다면, 평소에 먹고 있던 소염진통
제가 어떤 성분인지 확인하고, 위장장
애가 덜한 성분으로 바꿔보세요.

다른 방법으로 소염진통제 중에서도 COX-2만 골라서 억제하는 세레콕시브 계열의 전문의약품을 처방받아 사용하거나, 소염 효과가 없는 대신 위장장애가 덜한 아세트아미노펜 성분의 해열진통제를 사용해볼 수 있어요.

단, 세레콕시브 계열은 처방전이 필요해서 병원에서 진료를 받아야만 사용할 수 있어요.

아세트아미노펜은 소염 효과가 없는 해열진통제이기 때문에 통증 경감에는 도움이 되지만, 염증 해소에는 도움이 되지 않는다는 한계가 있어요.

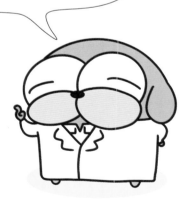

진통제 브랜드별 소염진통제 성분

브랜드	제품명	성분
게보린	게보린소프트연질캡슐, 게보린릴랙스연질캡슐	이부프로펜
이지엔6	이지엔6프로연질캡슐	덱시부프로펜
	이지엔6애니연질캡슐, 이지엔6이브연질캡슐	이부프로펜
	이지엔6스트롱연질캡슐	나프록센
탁센	탁센덱시연질캡슐	덱시부프로펜
	탁센엠지연질캡슐, 탁센이브연질캡슐, 탁센레이디연질캡슐, 탁센400이부프로펜연질캡슐	이부프로펜
	탁센연질캡슐	나프록센
펜잘	펜잘레이디정	이부프로펜
덱시부펜	독립덱시부펜시럽, 덱시부펜연질캡슐	덱시부프로펜

브랜드	제품명	성분
캐롤	디캐롤정, 캐롤디연질캡슐	덱시부프로펜
	캐롤에프정, 캐롤나이트연질캡슐, 캐롤나이트정, 캐롤이브연질캡슐, 캐롤조인트정	이부프로펜
	캐롤엔연질캡슐	나프록센
애니펜	애니펜정300밀리그램, 애니펜정150밀리그램, 애니펜시럽	덱시부프로펜
부루펜	디부루펜정400밀리그램	덱시부프로펜
	부루펜정200밀리그램, 부루펜정400밀리그램, 어린이 부루펜시럽	이부프로펜
애드빌	애드빌정, 애드빌리퀴겔연질캡슐	이부프로펜

※ 타이레놀 성분인 아세트아미노펜은 소염 작용이 없는 진통제임.

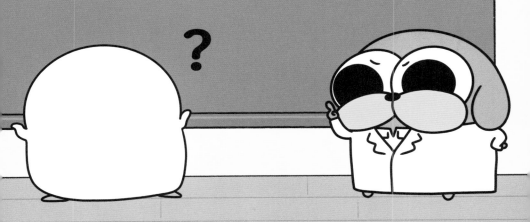

복용법이 궁금해요...

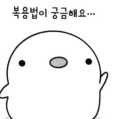

어떤 약국에서는 위장약 받을 때
식전에 먹으라고 하셨는데,
또 어디서는 아무 때나 먹으래요.

아! PPI에서 P-CAB으로
바꾸셨구나.

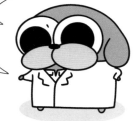

그 계열 약은 식전 식후
상관없는 약이 맞아요.

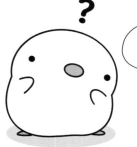

뭐가 달라진 거예요?

PPI 계열의 위산분비억제제는 위산을 만나서 약이 활성화가 되어야 작용하는 약이에요. 반면, P-CAB 계열의 위산분비억제제는 식사와 상관없이 효과가 나타나는 약이죠.

위산 분비를 억제하는 약은 크게 3가지 종류가 있어요. 성분명이 '~티딘'으로 끝나는 H2RA 계열, '~프라졸'로 끝나는 PPI 계열 그리고 '~프라잔'으로 끝나는 P-CAB 계열이에요.

위식도역류질환 치료에 H2RA보다 PPI가 우수하다는 근거들이 있어서 현재까지는 PPI를 많이 처방해서 사용하고 있어요. 하지만 PPI의 여러 단점들을 보완한 P-CAB 계열 약들이 시장에 등장하면서 상황이 변하고 있답니다.

임상시험 환경에서는 용법용량이 잘 지켜지지만, 현실에서는 그렇지 않죠. 환자들이 식전 식후를 바꾸어 복용하거나, 약에게 방해되는 음식을 함께 먹는 경우가 많아서 약효가 떨어지기 마련이거든요. P-CAB은 이런 현실적인 어려움을 해

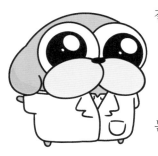

결한 신약이에요. PPI와 P-CAB을 비교할 때 가장 큰 차이는 약이 활성화되는 생화학적 과정이 필요한 PPI와 달리 P-CAB은 바로 작용할 수 있다는 점입니다. PPI는 스위치가 켜져 있

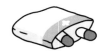는 위산 펌프에만 달라붙지만, P-CAB은 스위치가 꺼져 있는 곳에도 가서 작용하거든요. 이 차이 때문에 PPI는 대체로 식사 전에 먹어야 효과가 제일 좋지만, P-CAB은 식사 전후 아무 때나 먹어도 효과가 동일하고, 효과가 나타나기까지 걸리는 시간이 더 짧아요. 그리고 위장 환경에서 불안정하고 쉽게 분해되는 PPI보다 화학적으로 안정하다는 장점이 있죠. PPI는 약효가 비교적 짧게 지속돼서 밤에 약효가 약해진 틈을 타서 위산이 분비되는 현상이 있는 반면, P-CAB은 야간에도 위산을 잘 억제해요.

다른 약물과의 상호작용 문제도 더 적다고 하니 P-CAB이 기존 약보다 좋다고 할 수 있죠.

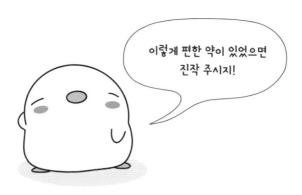

이렇게 편한 약이 있었으면
진작 주시지!

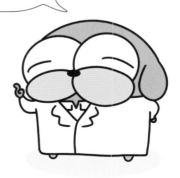

약값이 비싸기도 하고,
비교적 신약이라 잘 알려지지 않았어요.
최근 국내 처방이 계속 늘고 있어요.

대표적인 P-CAB과 PPI 계열 약물들

계열	성분	제품
P-CAB	테고프라잔	케이캡정, 케이캡구강붕해정
	펙수프라잔	펙수클루정, 벨록스캡정, 앱시토정, 위캡정
	보노프라잔	보신티정
	자스타프라잔	자큐보정, 큐제타스정
	레바프라잔	레바넥스정
PPI		에스오메프라졸
		덱스란소프라졸
		란소프라졸
		판토프라졸
		라베프라졸

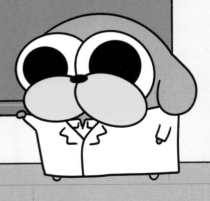

✚ 위장을 보호하는 필수 영양제
– 위점막 보호하기

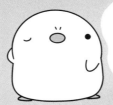

제가 어릴 때부터
스트레스만 받으면
속이 자주 쓰리고 아픈데,
영양제 어떤 게 좋아요?

감초추출물이 괜찮아요.

그런데 시중에 나와 있는 위 건강 영양제
대부분이 세포나 동물실험에서만 효능이
입증된 원료라는 거 알고 계셨나요?

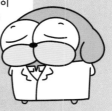

그래요?

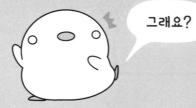

무작위배정
임상시험에서까지 효과를
확인한 원료는 많지 않아요.

다만 감초추출물은
오래전부터 위점막 강화와 항염증
효과를 위해 사용되어 온 역사가 길어서
연구가 많이 되어 있어요.

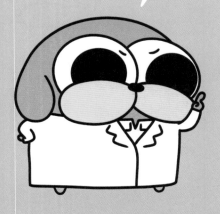

근데 효과가 좋을수록
부작용도 크다던데, 약이
아니고 식품이라 괜찮나?

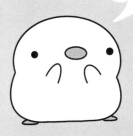

원래 감초추출물의 감초에는
고혈압을 유발할 수 있는 글리시리진
성분이 있어 안전하다고 보기 어려웠지만,
지금은 그 문제가 해결되었어요.

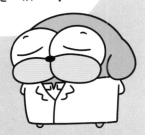

지금은 감초추출물에서 고혈압을 일으키는 글리시리진을 제거한 탈글리시리진화 감초추출물DGL, Deglycyrrhizinated licorice을 사용하고 있어요. 여러 인체적용시험에서 위 보호 효과가 입증된 안전한 원료예요.

물론 위식도역류질환이나 궤양이 있다면, 가장 중요한 건 적절한 처방과 약물치료예요. 하지만 이러한 표준 치료요법에 보조적으로 식이요법을 추가하면 서로 다른 원리로 위 건강을 도울 수 있어요. 위산 분비를 억제하는 약물치료는 손상된 위장을 공격하는 인자를 제거하는 원리이지만, DGL은 위점막 재생을 촉진해서 방어 인자를 강화하는 원리예요. DGL을 섭취하면 손상된 위점막에 영양 공급이 늘어나고, 점막을 생성하는 세포들이 활성화돼서 얇아진 위점막이 두꺼워져요.

DGL은 궤양 크기를 줄여주고 재발을 방지하는 효과가 있어요. 위궤양 치료를 받는 사람들에게 DGL 고함량을 함께 섭취하도록 했을 때 궤양 크기가 2배 더 빠르게 줄어들었고, 완치된 사람의 비율이 더 높았다는 연구 결과가 있어요. 아스피린, 인도메타신 같은 소염진통제로 인해 생기는 약물유발성

궤양에도 효과가 있고, 카페인 등 위 건강을 해치는 음식으로 인한 손상에도 효과가 있으니 DGL은 위장이 예민한 사람에게 훌륭한 보조식품이라고 할 수 있죠.

DGL은 위궤양을 유발하는 헬리코박터 파일로리를 억제하는 활성이 있어서 감염으로 인한 위궤양을 약물로 치료할 때 보조요법으로 도움이 돼요. 임상시험에서 헬리코박터 제균 치료 중인 사람들에게 DGL 380mg을 하루 2번 추가로 먹게 했더니 제균 치료만 했을 때보다 치료 성공률이 20.8% 더 높아졌다는 결과가 있어요.

위 건강을 챙기고 싶다면, 글리시리진이 제거된 감초추출물인지 확인하고 섭취를 고려해보세요.

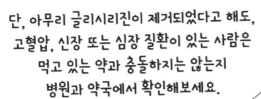

단, 아무리 글리시리진이 제거되었다고 해도,
고혈압, 신장 또는 심장 질환이 있는 사람은
먹고 있는 약과 충돌하지는 않는지
병원과 약국에서 확인해보세요.

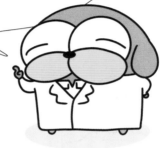

혈압 있으면 글이
싫어진다구요? 메모...!

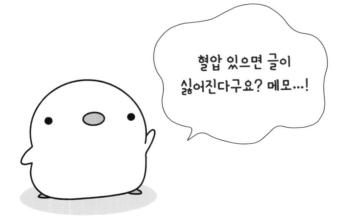

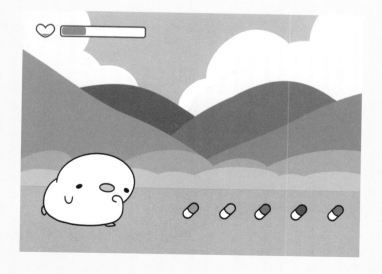

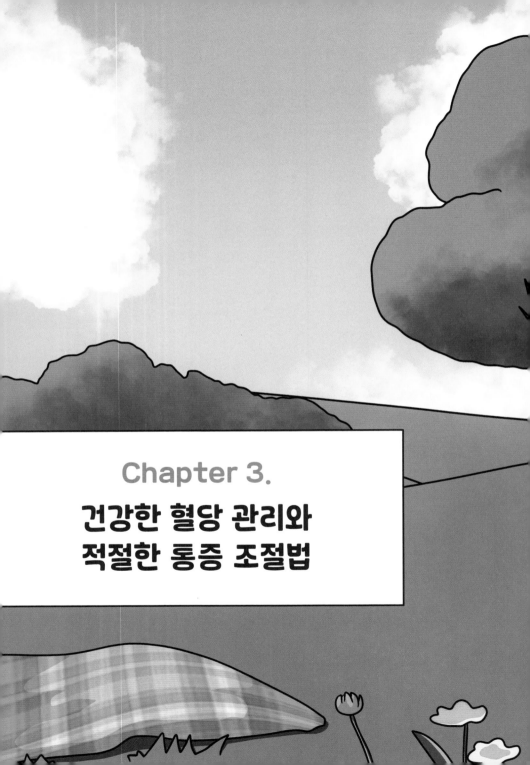

Chapter 3.

건강한 혈당 관리와
적절한 통증 조절법

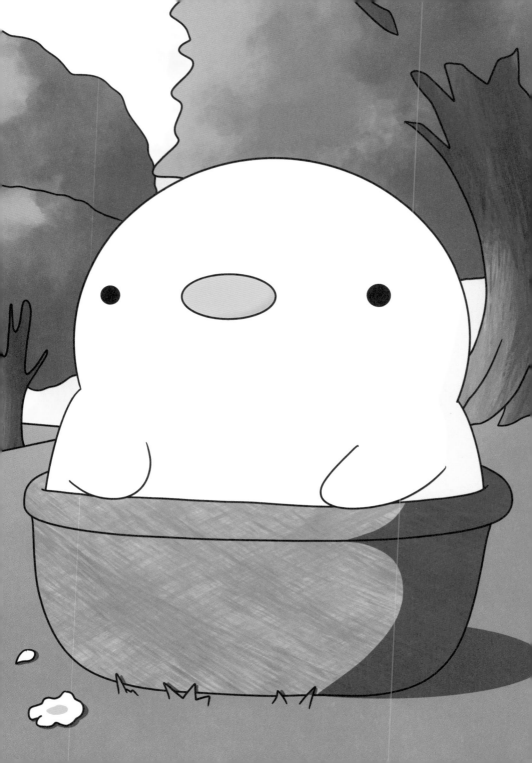

✚ 칼로리보다 중요한 건 당부하지수
- 혈당 스파이크를 막아라

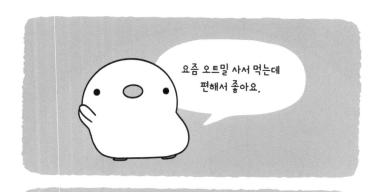

요즘 오트밀 사서 먹는데
편해서 좋아요.

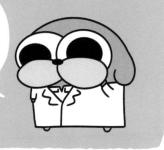

귀리 가루에
뜨거운 물 부어서
먹는 거 말이죠?

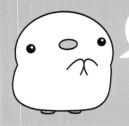

네, 들어보니까
귀리가 몸에 좋다고
그러더라구요.

오해가 있어요. 귀리 자체는 당지수가 낮아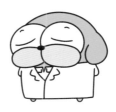
좋은 곡물이죠. 하지만 오트밀처럼 가루를
내서 죽으로 먹으면 오히려 혈당을 빠르게
높일 수 있는 나쁜 식단이 돼요.

혈당지수(당지수)Glycemic Index, GI는 똑같은 양의 탄수화물을
포도당 용액으로 직접 마셨을 때의 혈당 반응에 비해 식품으
로 먹었을 때의 혈당 반응이 얼마나 늦는지 비교한 수치예요.
당지수가 낮을수록 그 식품이 혈당을 천천히 높인다는 의미죠.

 혈당이 갑자기 높아지면 우리 몸은 혈당을 급
격히 낮추기 위해서 인슐린 분비를 폭발적으로
증가시켜요. 그러면 섭취한 당이 에너지로 활용되지 못하고 지
방으로 빨리 축적되고는 해요. 일반적으로 당지수가 55보다
낮으면 건강하다, 56~69면 적당하다, 70 이상이면 좋지 않
다고 나눌 수 있어요.

$$\text{혈당지수} = \frac{\text{식품 섭취 후 평균 혈당반응면적}}{\text{포도당 용액 섭취 후 평균 혈당반응면적}} \times 100$$

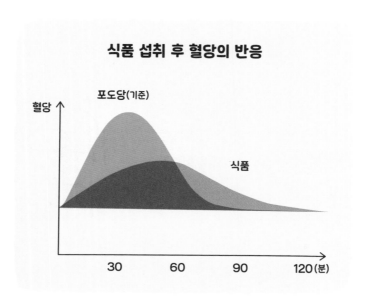

식품 섭취 후 혈당의 반응

포도당(기준)

혈당

식품

30   60   90   120 (분)

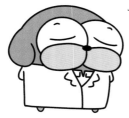

하지만 아무리 당지수가 낮은 음식이라도 한 번에 많이 먹
으면 혈당에 무리가 와요. 그런 점을 고려
하려고 당지수에 1회 섭취량 당 탄수화
물 함량까지 고려한 수치가 혈당부하지
수(당부하지수)Glycemic Load, GL예요.

당지수가 낮은 음식도
1회 섭취량이 많으면 당부하지수가 높고,
반대로 당지수가 높은 정제 식품도 조금만
먹으면 당장은 위험하지 않아요.

당부하지수는 10에서 20 사이면
중간 정도에 해당하고, 10보다 낮으면
낮다고 이야기해요.

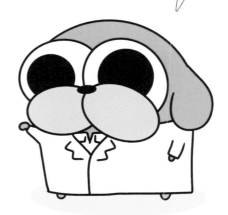

탄수화물 식품들의 당지수

고탄수화물 음식		시리얼		과일		채소	
식빵	75	콘프레이크	81	수박	76	인스턴트 감자	87
흰쌀밥	73	오트밀	79	파인애플	59	찐 감자	78
현미밥	68	쌀죽	78	바나나	51	찐 호박	64
우동면	55	밀가루 후레이크	69	망고	51	찐 고구마	63
쌀국수	53	뮤즐리	57	오렌지	50	야채스프	48
통밀빵	53	–	–	딸기	49	찐 당근	39
스파게티면	49	–	–	오렌지	43	–	–
또르띠야	46	–	–	사과	36	–	–
보리	28	–	–	–	–	–	–

유제품		콩류		간식	
요거트	41	렌틸콩	32	과자	87
우유	39	병아리콩	28	팝콘	65
저지방우유	37	강낭콩	24	탄산음료	59
두유	34	대두	16	초콜릿	40

출처: Atkinson FS et al

건강하게 먹으려면 소화되고 흡수되는 속도가 느린 탄수화물을 중심으로 섭취하는 게 중요해요. 혈당이 급격하게 변하는 혈당 스파이크가 나타나면 반작용으로 분비된 인슐린 작용이 오히려 혈당을 급하게 낮춰서 식곤증과 배고픔을 유발해요. 당지수가 낮은 탄수화물일수록 포만감이 오래 지속되고 비만과 당뇨 위험을 낮춰줘요.

곡물을 선택할 때는 당지수가 낮고 단백질 함량이 높은 통곡물과 콩류를 골라야 해요. 같은 곡물이라도 조리법에 따라서 혈당에 끼치는 영향이 다르기 때문에 되도록 가공되지 않은 형태로 섭취하는 걸 추천해요. 소화가 빠르도록, 또 으깨고 끓여서 당을 흡수하기 좋은 형태로 만든 음식일수록 혈당을 빠르게 높이고 인슐린 분비 조절에 방해가 돼요.

좋은 탄수화물, 덜 가공된 식품으로 식단을 바꿔야 건강하게 오래 살 수 있어요.

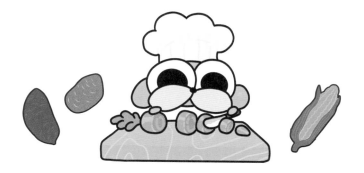

조리법에 따른 당지수 차이

곡류	식품	당지수
쌀	쌀죽	92.5
	백설기	80.7
	쌀튀밥	72.4
	쌀밥	69.9
	쌀국수면	52.2
보리	미숫가루	69.8
	보리밥	35.4
옥수수	옥수수죽	91.8
	찐 옥수수	73.4
	강냉이	69.9
감자	찐 감자	93.6
	감자구이	78.2
	감자떡	53.3
	감자튀김	41.5
	감자전	28.0

곡류	식품	당지수
고구마	군고구마	90.9
	찐 고구마	70.8
	당면(고구마전분)	60.0
	고구마튀김	57.7
밀	흰 식빵	70.7
	호밀식빵	64.9
	카스텔라	59.9
	우동면	56.5
	스파게티면	55.3
	수제비	50.2
	라면	49.3

출처: 농촌진흥청

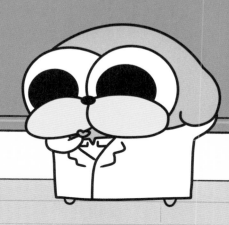

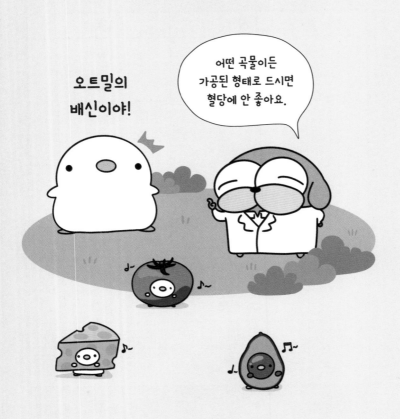

당이 얼마나 들어있는지보다 중요한 건
얼마나 흡수가 빠르도록 가공되었는지예요.

✚ 고혈당이 뇌에 미치는 영향
– 혈당과 인지능력의 관계

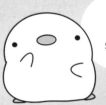

시험기간에
배부르게 먹고 나면
왜 집중이 더 안 되죠?

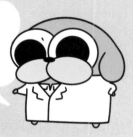

혈당이
갑자기 높아져서
그럴 수 있어요.

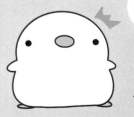

헉, 혈당이요?

당 보충한다고 먹은
조각 케이크랑 초콜릿이 얼만데…

연구에 따르면 고혈당은 미세한 뇌 손상과 관련이 있어요. 급격하게 상승한 혈당은 집중력과 기억력을 떨어뜨린다는 연구 결과가 있거든요.

실제로 당뇨병과 치매 유병률 사이에는 높은 상관관계가 있어요. 습관적으로 높은 혈당을 경험하고 인슐린 작용에 세포가 잘 반응하지 않는 인슐린 저항 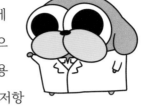 성이 생기면 뇌 기능도 떨어질 수 있거든요. 건강을 위해서는 혈당이 천천히 오르는 식단으로 바꾸시는 게 좋아요.

치매는 제3형 당뇨병이라고도 해요. 당뇨병에서 발생한 인슐린 저항성이 알츠하이머 치매의 발병 기전 중 하나로 추정되는 불량 단백질 덩어리의 생성을 촉진하기 때문이에요. 인슐린 저항성은 뇌세포에 산화스트레스를 가하고 신호 전달 체계를 망가뜨려서 뇌세포의 생존을 방해하고 미세 염증을 유도해요. 제2형 당뇨병은 치매의 발병 위험을 2.5배 높인다는 사실이 연구를 통해 밝혀졌어요. 나이가 들수록 건강한 뇌를 위해 인슐린 저항성을 꼭 개선해야 해요.

일상 습관부터 살펴봐요. 업무 또는 공부를 하다가 집중이 안 될 때 우리는 당을 보충한다며 설탕이 가득 든 간식을 입에 넣고는 해요. 이런 행동은 정말로 집중력에 도움을 줄까요?

설탕은 일시적인 각성 효과를 주기 때문에 집중력에 도움된다는 오해를 불러일으키기 쉬워요. 하지만 이렇게 혈당 변동성을 높이면 오히려 인지 기능이 저하돼요. 연구에 따르면 고혈당 상태가 집중력을 떨어뜨리고 업무 수행 능력을 낮춘다고 하거든요. 고혈당 상태가 되면 식곤증이 따라오고, 결국 졸음을 참고 일하거나 공부하게 되어 계획한 하루를 망칠 수 있어요.

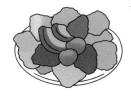

젊을 때의 총명함을 잃지 않고 오래 간직하려면 혈당 스파이크를 유발하는 정제당과 가공식품을 멀리하고 당 흡수 속도가 느린 식단을 유지하세요. 식곤증을 예방하는 가장 좋은 방법은 식후 커피 한 잔이 아니라 가공되지 않은 통곡물과 채소 및 과일이 골고루 포함된 식사라는 사실을 꼭 기억하길 바라요.

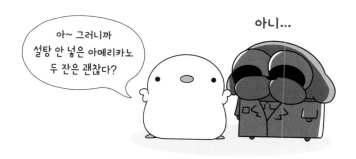

아~ 그러니까 설탕 안 넣은 아메리카노 두 잔은 괜찮다?

아니...

✚ 과일을 먹고 싶다면 베리류
– 당뇨인도 안심하고 먹을 수 있는 과일

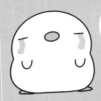

혈당 관리하려면
과일은 먹으면 안 되겠죠?

그 부분에 관해
여러 임상 연구들이
존재해요.

베리류의 하루 권장
섭취량은 40~250g
정도입니다.

블루베리, 크랜베리,
라즈베리, 딸기 등 베리류를
꾸준히 섭취하면 혈당 조절은 물론,
콜레스테롤과 혈압 관리에
유익하다고 해요.

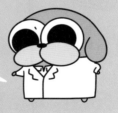

베리베리~

그런데 꼭 베리만
그런 거예요?

다른 과일은
안 돼요?

과일은 달아서 혈당 관리에 좋지 않을 거라는 인식이 있어요. 어떤 탄수화물이든 과식하면 당 부하가 높으니 틀린 말은 아니에요. 하지만 적당량 꾸준히 섭취했을 때, 베리류의 과일은 각종 성인병 지표를 개선하는 데에 도움을 주었다는 연구 결과들이 있습니다. 사과, 귤류, 베리류 등 종류를 나누어서 시험했을 때 베리류가 가장 유의미하게 당화혈색소와 혈당 그리고 혈중 지질들을 개선했거든요. 여기서 적당량은 하루 40~250g 정도의 생과일 또는 얼린 과일이에요. 종류는 연구에 따라 조금씩 차이가 있어요. 블루베리, 라즈베리, 딸기, 블랙베리, 크랜베리, 아사이베리, 엘더베리, 빌베리, 블랙커런트 등 베리류 중에서 상황에 맞게 섭취하면 되겠습니다. 냉동 과일도 생과일만큼 유익해요.

　다만 먹는 방법은 주의할 필요가 있어요. 어떤 과일이든 곱게 갈아서 주스로 만들면 혈당을 급격하게 높이는 당주스가 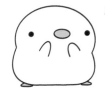 돼 버리거든요. 과일을 갈면 식이섬유가 파괴되고 혈당을 급격하게 올리기 때문에 그래요. 힘들게 과일을 사 먹는 보람이 없는 거죠.

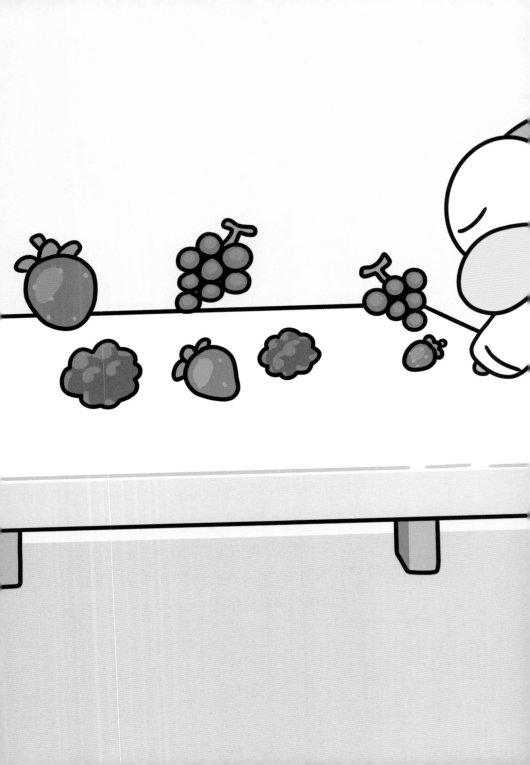

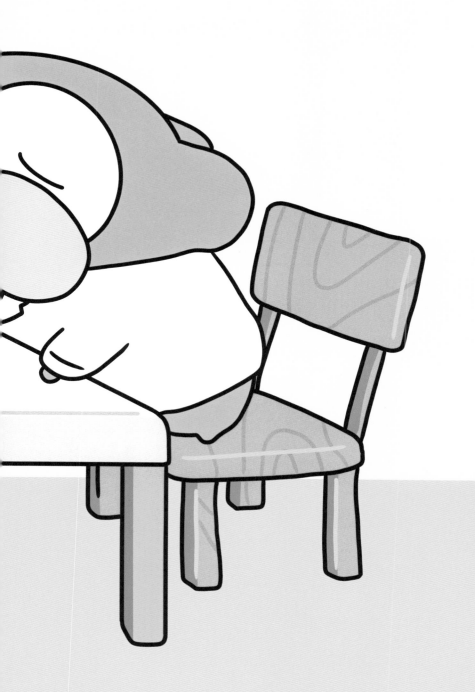

✚ 당뇨약 먹고 있다면 비타민B12는 꼭 드세요
– 간과하기 쉬운 영양소 결핍

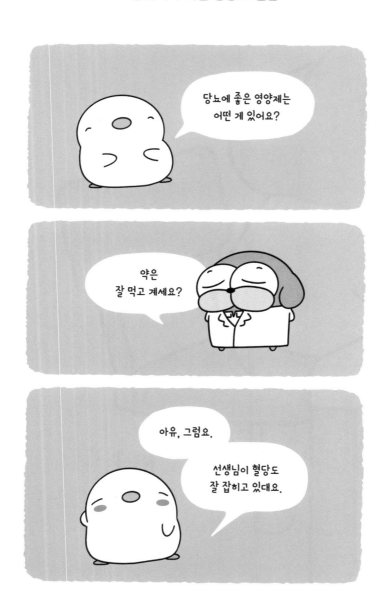

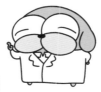

약물로 혈당 조절이 잘 되고 있다면 혈당 조절에 도움을 주는 영양제를 추가로 드실 필요는 없어요. 그보다는 드시는 약에 메트포르민이 들어가 있는지 확인하셔야 해요. 대부분은 먹고 계실 거예요.

메트포르민을 장기간 드시는 분들은 메트포르민이 비타민B12인 코발라민 흡수를 방해하기 때문에 결핍될 수 있어요. 비타민B12가 결핍되면 빈혈이 나타날 수 있습니다. 쉽게 피곤해지고 어지러워지면 검사를 받아보는 게 좋아요. 만약 육류 섭취를 줄이고 채식 위주로 드신다면 비타민 B12 결핍이 잘 일어나기 때문에 따로 보충해 줘야 해요.

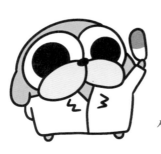

비타민B군은 거의 모든 피로회복제에 포함되어 있죠. 비타민B1(티아민), B2(리보플라빈), B3(니아신), B5(판토텐산), B7(비오틴)은 에너지 대사에 필수적인 기능을 수행하고, 비타민B9(엽산), B12(코발라민)는 세포 재생에 필요하거든요.

비타민B군을 고용량으로 먹으면 건강한 사람들도 단기간에 기력이 회복되는 기분을 느낄 수 있어요. 그런데 비타민B 중에서도 비타민B12인 코발라민을 필수로 먹어야 하는 경우가 있습니다.

1) 당뇨로 인해 메트포르민을 장기간 복용하는 환자
2) 육류 및 유제품 섭취를 제한하는 채식주의자
3) 위절제술이나 회장절제술로 인해 비타민B12 흡수가 안 되는 경우

비타민B12는 독특한 방식으로 흡수돼요. 고기나 유제품 등 동물성 식품에 포함된 비타민B12는 단백질에 결합한 상태로 존재해요. 이게 위에 들어오면 위산 때문에 단백질로부터 비타민B12가 자유롭게 떨어져 나오는데요. 그 후 장까지 이동하는 동안 소화효소에 의해 분해되지 않도록 우리 몸에서 만들어낸 R-binder라는 단백질이 지켜줘요. 마침내 소장에 도착하면 R-binder를 포함한 단백질들이 소화되면서 다시 비타민B12가 자유로워지는 거죠. 이때 위에서 만들어져서 함께 내려온 내인성인자는 비타민B12와 결합해서 소장의 맨

끝부분인 회장에서 함께 혈액으로 흡수되구요.

채식주의자는 동물성 식품 섭취가 부족한 만큼 비타민B12가 결핍되기 쉬워요. 위를 절제한 사람도 위에서 만들어져야 할 내인성인자가 부족해서 음식에 포함된 비타민B12가 흡수되지 않죠. 당뇨병으로 오랫동안 메트포르민을 복용했다면, 메트포르민이 내인성인자*와 결합한 비타민B12가 회장에서 흡수되는 마지막 단계를 방해하고는 해요. 그래서 일반적인 식습관만으로는 비타민B12가 만성적으로 결핍될 수 있어요.

비타민B12가 결핍되면 적혈구 생성에 장애가 생겨서 빈혈에 시달릴 뿐 아니라, 심각해지면 신경세포 재생에 어려움이 생겨 신경병증으로 발전해요. 비타민B12를 하루 $1 \sim 2\text{mg}$ (1,000μg~2,000μg)씩 섭취하면 결핍은 충분히 나아진다고 해요. 일반적으로 시중에서 구할 수 있는 저렴한 시아노코발라민 제품이 1,000μg 정도 용량이니까, 가격 측면으로도 부담스럽지 않은 수준이죠.

* 섭취한 음식에 함유된 비타민12의 흡수를 돕는 인자.

그리고 마지막으로, 요즘
제품 광고에서 활성형 비타민B12인
메코발라민을 섭취하는 게 좋다고
많이 강조하고 있어요.

활성형 제품의 생체이용률이 높은 것은
사실이지만, 함량에 비해 가격이 높다는
단점이 있어요. 용량만 충족한다면 저렴한
일반 제품으로 섭취하셔도 괜찮아요.

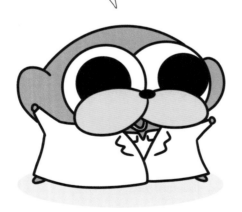

🔶 무병장수의 비결, 커큐민 제대로 흡수하기
– 효과 극대화하는 피페린

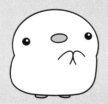

강황밥이랑 카레가
몸에 좋다는데
왜 그런 거예요?

강황에 들어있는
커큐민 때문이에요.

항산화, 항염, 암 예방,
대사질환 관리까지 효능이 정말
엄청난 폴리페놀인데 너무 큰 단점이
있어서 효과를 보기 어려워요.

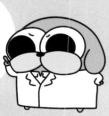

엥?

무슨
단점인데요?

맛이 없나?

건강을 위해서 그 정돈
참을 수 있는데.

커큐민의 단점으로 쓴맛을 꼽을 수 있지만, 그건 맛있게 요리할 수 있어서 괜찮아요. 진짜 문제는 흡수율이에요. 하루에 무려 12g씩 고용량으로 먹어도 1%도 흡수가 안 되거든요. 치명적인 단점이죠. 평생 강황을 먹고 산 사람이 아니라면 일반적으로 커큐민 효과를 보기 어려워요.

커큐민은 강황에 많이 들어 있는 노란색 색소예요. 항산화, 항염증, 항암, 항바이러스, 항균, 치매예방 효과 등 수많은 장점들이 연구로 밝혀졌지만, 인체적용시험에서 흡수율 문제로 개발에 어려움을 겪고 있어요. 커큐민은 물에 거의 녹지 않는 난용성 성질을 가지고 있어서 체내로 흡수되기 어려울 뿐만 아니라, 제형을 개발하기도 매우 어렵거든요.

여러분도 사실 커큐민의 악명 높은 난용성을 경험해본 적이 있을 거예요. 예를 들어, 실수로 카레를 흰옷에 묻혔던 기억이 있지 않나요? 카레 얼룩을 물로 세척하기 어려운 만큼, 뱃속에 들어간 커큐민도 녹여서 흡수하기는 매우 어려워요.

그렇다면 몸에 좋은 커큐민을 제대로 흡수하는 방법에는 어떤 게 있을까요?

우선 후추! 후추는 커큐민의 흡수를 도와줘요. 강황밥에 후추를 넣어 드시는 것도 좋은 방법인데, 이는 후추에 포함된 피페린이 흡수를 촉진시키는 성분이기 때문이에요. 그것도 강력하게 말이죠.

연구에 따르면 피페린과 커큐민을 함께 섭취하면 커큐민의 흡수율이 20배로 증가한다고 해요. 시중에 판매되는 제품 중에 커큐민을 피페린과 복합제형으로 만든 것들이 있어요. 보충제로 섭취하시는 경우에는 이런 제품을 고르시면 흡수율을 높일 수 있죠. 특허 기술이 적용된 커큐민 보충제 중에는 커큐민을 나노 입자로 잘게 쪼개어 놓은 것들도 있으니 살펴보세요. 예를 들어, 어떤 제형은 일반 제형 대비 40배 이상 흡수율을 개선한 경우가 있어요.

식사로 습관을 들이기 어렵다면 가격과 함량을 따져서 흡수율이 개선된 제품으로 섭취하길 바라요.

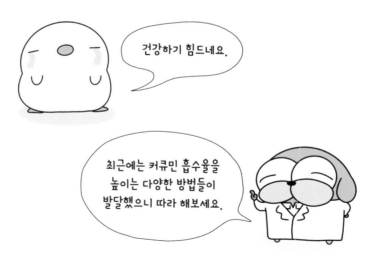

건강하기 힘드네요.

최근에는 커큐민 흡수율을 높이는 다양한 방법들이 발달했으니 따라 해보세요.

✚ 편두통 약은 예방약과 증상 처치약이 달라요

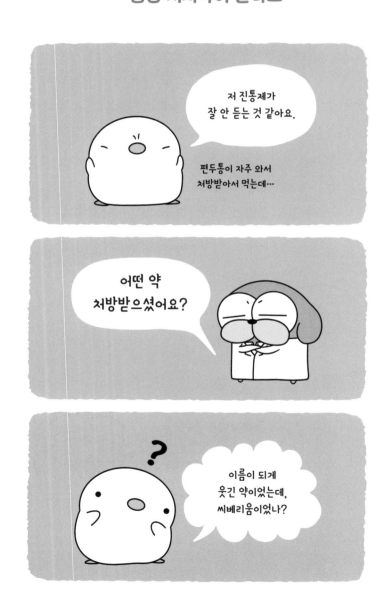

플루나리진은 편두통이 갑자기 찾아왔을 때 먹는 약이 아니에요. 플루나리진은 편두통 발작이 일어나는 걸 예방하려고 먹는 칼슘통로 차단제예요. 아플 때 급하게 먹는 약이 아니라 매일 저녁에 꾸준히 드시는 약이죠.

한 달에 2번 이상 편두통이 자주 있고, 진통제로 급성치료하는 게 잘 안 들을 때에는 병원에서 편두통 예방약을 처방하기도 해요. 매일 저녁 1알씩 먹으면 편두통이 생기는 빈도가 줄어들거든요.

편두통 치료 약물은 급성치료 약물과 예방치료 약물로 나뉘어요. 급성으로 치료해야 할 때는 나프록센이나 이부프로펜 같은 NSAIDs를 드시거나, 편두통 증상 완화에 특화된 트립탄 계열 약을 처방받아서 드시는 게 좋아요. 통증 발작이 갑자기 찾아올 때 먹는 트립탄 계열 약물은 부풀어 있는 뇌혈관을 수축시켜서 편두통을 완화해요.

씨베리움이나 테놀민은 증상 처치 목적이 아니라 예방 목적으로 드시는 약이에요. 급성치료가 잘 듣지 않는 환자나 너무 자주 찾아오는 통증 발작 때문에 일상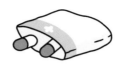
생활에 지장이 있는 환자에게는 예방치료
약물을 사용해요. 편두통만을 예방하기 위해 개발된 약은 아
니고, 다른 용도로 사용하던 약 중에서 편두통 예방 효과가
나중에 발견된 약이에요. 편두통 때문에 병원에서 처방받았
는데, 약국에서 혈압약이나 경련약이라고 설명하셨다면 이
이유 때문이에요.

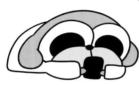
원래는 혈압약으로 사용하던 약이라서
칼슘채널차단제인 플루나리진, 베타
차단제인 프로프라놀롤은 저혈압 위
험이 있는 환자에게 주의가 필요해요.
씨베리움 캡슐로 유명한 플루나리진은 편두통 예방치료뿐만
아니라 어지럼증에도 사용해서 비교적 흔하게 볼 수 있는데
요. 부작용으로 파킨슨병 유사 증상이 나타날 수 있으니 파킨
슨병, 급성 심근경색, 우울증 환자에게는 투여 금기고요.

　편두통으로 전문의약품을 처방 받으러 병원에 가시는 경우
에는 꼭 환자 본인이 어떤 질환이 있는지, 어떤 약을 먹고 있
는지 알려주셔야 해요.

편두통 급성치료 및 예방치료 약물

구분	계열	대표 제품명	성분
급성치료 약물	트립탄	– 이미그란정50밀리그램 – 이미그란에프디필름 코팅정50밀리그램 – 이미그란에프디필름 코팅정100밀리그램	수마트립탄숙신산염
		알모그란정	알모트립탄말산염
		미가드정2.5밀리그램	프로바트립탄숙신산염일수화물
		나라믹정2.5밀리그램	나라트립탄염산염
		조믹정2.5밀리그램	졸미트립탄
	NSAIDs	탁센연질캡슐	나프록센
		이지엔6애니연질캡슐	이부프로펜
예방치료 약물	베타차단제	프로프라놀롤	
		메토프롤롤	
	칼슘채널 차단제	플루나리진	
	항경련제	토피라메이트	
		디발프로엑스나트륨	

✚ 두통에 게보린은 추천하지 않아요

– 이소프로필안티피린의 위험성과 대안

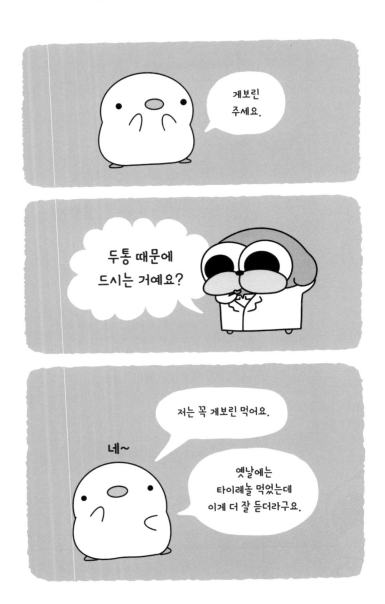

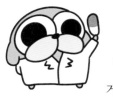

'한국인의 두통약 게보린!'이라는 브랜드 네임이 크죠. 하지만 다른 선택지가 있다면 게보린은 굳이 추천하지 않아요. 한때 우리 나라에서 게보린 퇴출 논란이 있었거든요.

바로 이소프로필안티피린IPA이라는 성분 때문이에요. 해외에서는 금지된 국가들이 있을 만큼 부작용에 대한 논란이 끊이지 않는 성분이죠. 게보린과 사리돈은 처방전 없이 구매 가능한 두통약인데, 둘 다 이 논란이 있는 이소프로필안티피린 성분이 들어있어요. 이 성분은 혈액학적 부작용과 호흡곤란, 어지러움, 의식장애를 유발할 가능성이 있어서 한때 퇴출 논의가 활발했죠.

식약처는 2012년부터 2014년까지 대한약물역학위해관리학회에 이소프로필안티피린의 안전성 연구를 의뢰해 조사했고, 재평가 결과 몇 가지 주의사항만 추가하고 시장에서 퇴출시키지는 않았어요. 부작용이 있지만 퇴출할 만큼 심각하지는 않았고, 오남용하지 않으면 안전하게 사용할 수 있다고 판단했거든요.

그래도 다른 선택지가 있다면
굳이 부작용 논란이 있었던 약을
추천하고 싶지는 않아요.

다행히 같은 게보린
또는 사리돈 브랜드의 약이라도
게보린브이정, 사리돈에스정 등
이소프로필안티피린이 함유되지 않은
제품들이 있어요.

이 브랜드의 약을 선택하고
싶다면 이소프로필안티피린이
없는 제품을 고려해보세요.

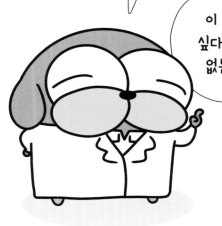

✚ 소염진통제랑 해열진통제랑 어떻게 달라요?
– 아세트아미노펜과 NSAIDs 비교

저 치과 다녀왔는데,
처방약 다 먹고 나서도 아프면
약국에서 소염진통제
사 먹으라고 하시더라구요.

네, 치과 치료 후 항생제와
소염제 처방은 보통 복용 기간이
짧아서 그 후에는 일반약을
사서 드시기도 하죠.

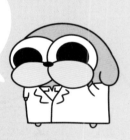

? 뭐 먹어야 돼요?

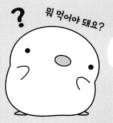

타이레놀 먹으면
되나요?

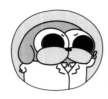 타이레놀에 들어있는 아세트아미노펜은 소염 효과가 없어요. 해열과 진통 효과만 있는 해열진통제예요.

해열진통제랑 소염진통제는 다르거든요. 소염은 염증을 없앤다는 뜻이에요. 진통은 통증을 없애는 거고, 해열은 열을 내린다는 말이죠. 염증 반응에는 발열이 포함되기 때문에 염증 반응에 관여하는 효소를 억제하는 소염진통제를 먹으면 열도 함께 내려가서 소염, 해열, 진통 효과가 동시에 나타나요.

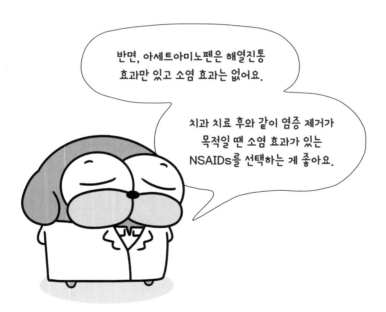

반면, 아세트아미노펜은 해열진통 효과만 있고 소염 효과는 없어요.

치과 치료 후와 같이 염증 제거가 목적일 때 소염 효과가 있는 NSAIDs를 선택하는 게 좋아요.

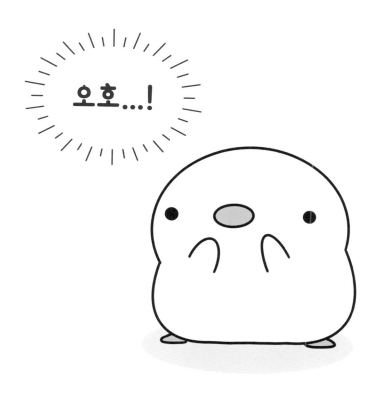

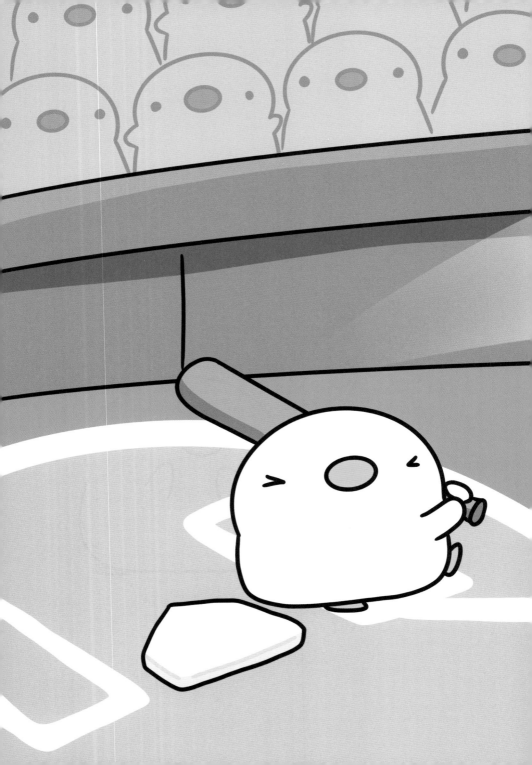

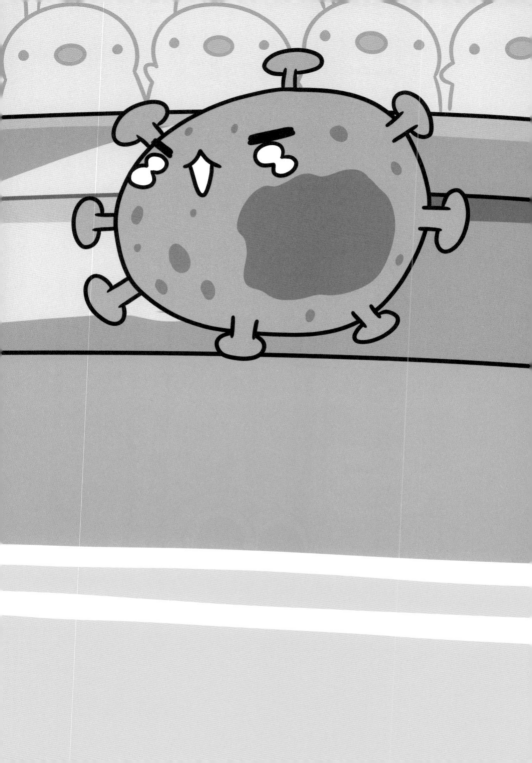

🔷 근육통엔 소염진통제를 이렇게 고르세요

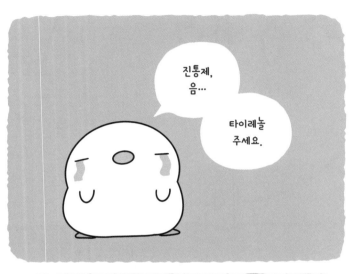

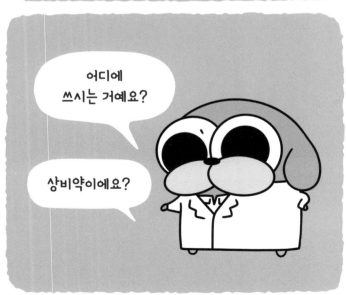

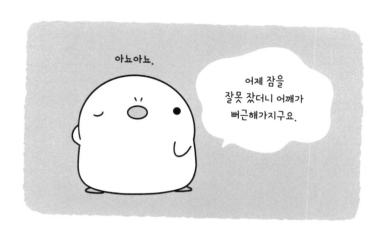

천근만근. 고개만 돌려도 아플 때는 타이레놀보다 나프록센이나 클로닉신이 잘 들어요!

근육통이나 치통은 통증 부위에 염증이 생겨 부어오르면서 생기는 고통이에요. 여기에는 아세트아미노펜보다 나프록센이 더 효과적이죠. 단순 진통보다 염증 완화가 필요하기 때문이에요.

나프록센은 처방전 없이 약국에서 살 수 있는 진통제 중에서도 소염 효과가 강해요. 게다가 반감기도 12~13시간으로 길어서 효과가 오래 지속되는 장점이 있죠.

하지만 나프록센은 위장관 부작용도 다른 진통제보다 크니까, 위가 예민한 사람은 부작용이 덜한 덱시부프로펜을 선택하는 게 좋아요.

클로닉신리시네이트는 약국에서 살 수 있는 일반의약품 중에서도 근육통과 치통에 잘 듣는 의약품이에요. 전날 근육을 많이 썼거나 술 마신 후 깊이 잠들어서 밤새 몸이 거의 움직이지 않다가 아침에 근육이 뻣뻣하게 굳어 일어나는 경우가 있죠. 그럴 때는 근이완제에 클로닉신리시네이트를 함께 드리기도 해요.

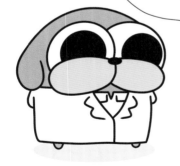

통증이 심하고 잘 잡히지 않는다면 클로르족사존 근이완제, 그리고 아세트아미노펜 복합제와 클로닉신리시네이트 소염진통제를 함께 사용하세요.

✚ 더 빨리 듣는 진통제는?
– 약에 따라 다른 흡수 속도

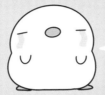

> 진통제
> 빨리 듣게 하려면
> 씹어 먹으면 되나요?

> 그렇게 하면
> 약물이 용해되고
> 흡수되는 시간은 크게
> 달라지지 않아요.

> 물론 알약이 붕해 되는
> 시간은 단축할 수 있어요.
> 하지만 붕해 단계는 약물 흡수
> 과정 중 일부일 뿐이죠.

아뇨~~

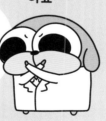

> 그래요?

> 그럼 어떻게 해야
> 빨라져요?

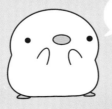

소염진통제는 염 형태로 개발된 의약품을 복용하면 약효가 더 빨라요. 여기서 '염'은 소금이란 뜻이 아니라, 약이 이온 형태로 더 잘 녹는 구조를 의미해요. 이부프로펜과 나프록센은 대표적인 소염진통제로, 처방전 없이 구입할 수 있어서 널리 사용되고 있어요. 그런데 이 두 약의 성분과 함량을 유심히 본 적 있나요?

탁센연질캡슐에는 '나프록센 250mg'라고 쓰여있지만, 아나프록스정에는 '나프록센나트륨 275mg'이라고 쓰여있죠. 여기서 25mg은 나트륨 무게만큼의 차이로, 두 약 모두 나프록센의 양은 동등하게 들어있어요. 재밌는 사실은 이 작은 차이가 약이 흡수되는 시간을 상당히 단축시켜 준다는 거예요.

우리 몸이 약을 흡수하면 혈액 속 약의 농도, 즉 혈중농도는 빠르게 최고농도를 달성했다가 약이 분해되고 배출되면서 서서히 낮아져요.

나프록센은 복용 후 2~4시간이 지나야 혈중최고농도에 도달하지만, 나프록센나트륨은 1~2시간 만에 혈중최고농도에 도달해서 더 빠르게 효과가 나타나요. 이부프로펜도 마찬가지예요. 일반 이부프로펜은 혈중최고농도에 도달하는 시간이 일반 이부프로펜은 1~2시간이지만 이부프로펜아르기닌은 30분이면 된다고 할 정도로 흡수가 빠르죠.

성분별 소염진통제

성분	제품
나프록센나트륨	나로펜정, 나록스정275밀리그램, 나프노펜정, 나프록소정, 나프록신정, 나프롱정, 노바프록센정, 아나프록스정, 아낙스정, 자이날정, 통키파에이정, 폭센정275밀리그램, 프리나정
나프록센	낙센연질캡슐, 낙센에프정, 낙센에프서방정1000밀리그램, 나쎈연질캡슐, 나에겐연질캡슐, 나프원큐연질캡슐, 다나센연질캡슐, 로젠연질캡슐, 맥쎈연질캡슐, 센펜연질캡슐, 솔루록센연질캡슐, 아나프제연질캡슐, 아날라프연질캡슐, 에이프록센연질캡슐, 여우엔연질캡슐, 이지엔6스트롱연질캡슐, 자이날큐연질캡슐, 이지페인록센연질캡슐, 케롤엔연질캡슐, 퀵센연질캡슐, 큐센연질캡슐, 탁센연질캡슐, 팍쎈연질캡슐, 페인엔젤센연질캡슐, 푸로싹연질캡슐, 프로센골드연질캡슐, 확펜연질캡슐
이부프로펜아르기닌	케롤에프정, 이부쎈에프정, 이부콤비정, 캐롤조인트정
이부프로펜	넬슨이부프로펜정200밀리그램, 넬슨이부프로펜정400밀리그램, 다펜-큐연질캡슐, 다펜나이트연질캡슐, 디큐펜프로연질캡슐, 리도펜연질캡슐, 미가펜후레쉬연질캡슐, 부루펜정200밀리그램, 부루펜정400밀리그램, 어린이부루펜시럽, 스코펜정400밀리그램, 스피드펜연질캡슐200밀리그램, 알로판400밀리그램정, 알로판연질캡슐400밀리그램, 알코펜연질캡슐, 애드빌정, 애드빌리퀴겔연질캡슐, 이부펜주, 잼플이부펜시럽, 콜록키즈이부펜시럽, 이지엔6애니연질캡슐, 큐센400이부프로펜연질캡슐, 탁센400이부프로펜연질캡슐, 페인엔젤이부연질캡슐, 폴리엔연질캡슐, 프리스펜연질캡슐

약국에서 소염진통제를 구입할 때
더 빠른 효과를 원한다면 고를 수 있는 제품들을
표로 정리해두었으니 참고하세요!

✚ 증상에 맞는 생리통약 고르기
– 생리통 유형별 맞춤 솔루션

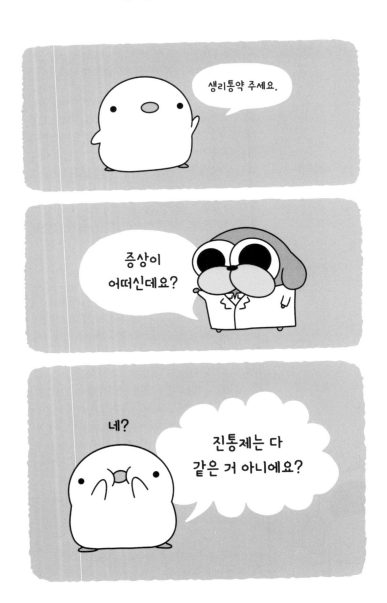

생리통 증상은 사람마다 달라요. 부종 때문에 팽만감이 심한 경우가 있고, 자궁 수축 때문에 경련통이 심한 경우가 있죠. 일반 진통제는 광범위하게 듣지만, 상황에 맞게 제대로 고르면 체질에 맞게 더 정확히 치료할 수 있어요.

약국에 가서 "생리통약 주세요"라고 하면 약사는 보통 어떤 약을 권할까요? 분홍색 패키지에 여성을 뜻하는 '우먼'이나 '레이디' 등의 단어가 들어간 복합제형 진통제를 받을 확률이 높아요. 환자들에게는 직관적으로 생리통약을 받았다는 인상을 주어야 마찰이 없기 때문이에요.

복부 경련을 가라앉히는 진경제 종류의 약을 드리면 "여기 위통에 먹는 거라고 쓰여있는데요?" 또는 "속 쓰림에 먹는 약이라고 쓰여있는데요?"라는 대답을 들을 때도 있거든요.

생리통이 구체적으로 어떤 증상인지 이야기하고, 더 적절한 약을 찾아 사용하면 그냥 타이레놀만 먹었을 때보다 더 효과적으로 생리통을 다스릴 수 있을 거예요.

가슴이나 아랫배가 붓는 느낌이 있다면 몸이 수분을 과도하게 잡아두어 부종이 생기고 압통과 팽만감을 느끼는 경우예요. 이때는 파마브롬이나 카페인 같이 이뇨 효과가 있는 성분으로 수분을 몸 밖으로 빼내야 해요. 파마브롬은 카페인과 달리 각성 효과가 없고 위장장애를 덜 일으키니까, 카페인에 민감하거나 평소 커피를 많이 마시는 분이라면 소염진통제에 파마브롬이 함께 들어간 이지엔6이브, 펜잘레이디 등이 좋아요.

아랫배와 허리가 함께 아파오면서 생리양이 많은 경우라면, 아세트아미노펜 성분보다는 이부프로펜 또는 나프록센 등 NSAIDs 성분을 고르시는 것이 좋아요. 소염진통제는 염증 인자인 프로스타글란딘의 생성을 억제해서 생리 시작 전에 미리 복용하면 생리의 양을 줄이고 자궁 통증을 예방할 수 있거든요.

하지만 평소에 스테로이드성 소염진통제 복용 후 속이 자주 쓰렸다면 위장장애 부작용일 수 있어요. 그런 경우엔 스테로이드성 소염진통제 대신 아세트아미노펜 진통제를 사용하는 게 더 적합해요.

몸이 붓지는 않고 쥐어짜듯이 아프다면 복부 경련에 의한 통증이니 완화시키는 진경제가 좋아요. 경련성 생리통은 자궁이 과도하게 수축하면서 생기는 일종의 근육통이라서 진통제보다 근육을 풀어주는 진경제가 더 효과적이거든요.

부스코판처럼 부교감신경을 억제하는 스코폴라민 성분의 진경제는 월경곤란증으로 인한 경련성 통증에 효과적이에요. 신경과민을 진정시키는 마그네슘이 든 진통제와 함께 쓰면 효과가 더 좋죠. 하지만 약국에서 스코폴라민 계열이나 디시클로민과 같이 심장박동과 혈압을 상승시키는, 일명 항콜린 작용을 하는 진경제를 권할 때 꼭 확인하는 게 있어요. 바로 변비예요.

이런 진경제들은 '콜린'이라는 신경전달 물질을 억제하는데, 이걸 억제하면 장 운동이 느려져서 변비가 생길 수 있거든요. 평소 화장실 가는 게 불편하셨던 분은 이런 진정제는 피하는 게 좋아요.

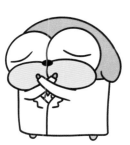

증상에 맞는 생리통약 고르기

증상	성분	제품	성분/용량
가슴이나 아랫배가 붓는 느낌일 때	파마브롬	이지엔6이브연질캡슐 이브큐레이디연질캡슐 이부프렌드연질캡슐 모아펜이브연질캡슐	이부프로펜 200mg 파마브롬 25mg
		펜잘레이디정	이부프로펜 200mg 파마브롬 50mg 메타규산알루민산마그네슘 100mg
		그날엔더블유연질캡슐	이부프로펜 200mg 파마브롬 25mg 산화마그네슘 50mg 리보플라빈 2mg
		우먼스타이레놀정	아세트아미노펜 500mg 파마브롬 25mg
		탁센이브연질캡슐	이부프로펜 200mg 파마브롬 25mg
		탁센레이디연질캡슐	이부프로펜 200mg 파마브롬 25mg 산화마그네슘 83mg

증상	성분	제품	성분/용량
아랫배가 쥐어 짜듯이 아플 때	부틸스코폴라민 브롬화물	부스코판당의정	부틸스코폴라민브롬화물 10mg
		무스판정 포나민정 샤이닝정 부스코판플러스정	아세트아미노펜 500mg 부틸스코폴라민브롬화물 10mg
	• 디시클로민 염산염 • 파파베린 염산염	싸이베린정 스파로민정 아파베린정 싸이라민정 파베린정	디시클로민염산염 5mg 파파베린염산염 15mg
		에스코판정	디시클로민염산염 5mg 파파베린염산염 15mg L-멘톨 5mg 우르소데옥시콜산 5mg

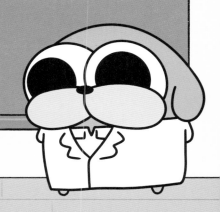

➕ 챔프랑 콜대원이랑 뭐가 달라요?
– 어린이 감기약 성분 비교

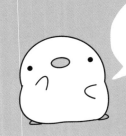

애기 먹일 약을 사야 하는데, 저희가 콜대원만 먹여봤거든요.

챔프랑 콜대원이랑 어떻게 달라요?

어떤 목적으로 먹이시는 거예요?

색깔로 얘기해주셔도 괜찮아요.

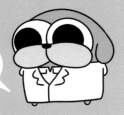

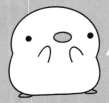

아… 그 종합감기약이요! 콜대원 빨간색이에요.

집에 상비약으로 애기 종합감기약 쟁여놓고 쓰거든요.

어린이 종합감기약은 제품별로 꽤 차이가 있어요. 성분 조합은 거의 같은데, 콜대원키즈 콜드 빨간색 제품의 1포 용량이 조금 커요.

해열제인 아세트아미노펜은 챔프콜드시럽이 70mg, 콜대원키즈 콜드시럽이 75mg으로 거의 차이가 없어요. 그런데 기침약 성분이랑 알레르기약 성분은 콜대원키즈 콜드에 50% 더 많이 들어있어요. 약이 독하냐고 물어보시는 분께는 용량 차이를 알려드리고 더 적게 든 걸 추천하기도 해요.

챔프와 콜대원키즈는 대표적인 어린이 시럽 브랜드예요. 아이가 감기에 걸릴 때를 대비해 가정용 상비약으로 흔하게 구입하지만, 아이가 먹는 약이다 보니 익숙한 브랜드가 아니면 선뜻 손이 안 가기도 하죠.

각 제품의 성분, 함량, 용법을 확인해 보면 성분과 함량이 완전히 동일한 제품도 있지만, 그렇지 않은 제품들이 있어요. 특히 용량이 다른 제품은 복용량도 달라서 습관처럼 같은 양을 주면 용량이 초과될 수 있어요. 예를 들어, 종합감기약인 챔프콜드시럽은 콜대원키즈콜드시럽에 비해 함량도 낮고, 1포의 부피도 다르거든요.

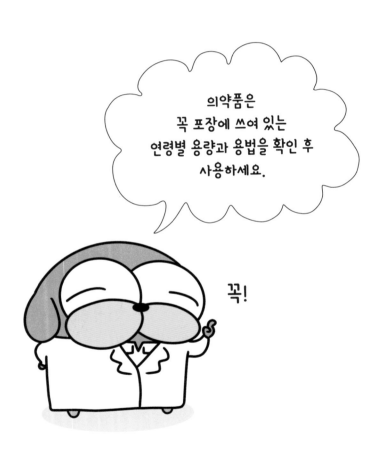

의약품은
꼭 포장에 쓰여 있는
연령별 용량과 용법을 확인 후
사용하세요.

꼭!

챔프와 콜대원키즈의 차이

종합감기약		
제품	보라색, 청포도향 (1포 5mL 기준)	빨간색, 딸기향 (1포 10mL 기준)

성분 및 함량	해열진통	아세트아미노펜 70mg	아세트아미노펜 75mg
	기침억제	DL-메틸에페드린염산염 6.25mg	DL-메틸에페드린염산 염 9.375mg
	가래배출	구아이페네신 20.83mg	구아이페네신 31.25mg
	중추성 기침억제	티페피딘시트르산염 5mg	덱스트로메토르판브롬화 수소산염수화물 6mg
	항히스 타민제	클로르페니라민말레산염 0.63mg	클로르페니라민말레산염 0.9375mg
	비타민B2	리보플라빈포스페이트나트륨 0.25mg	-
복용간격		4시간	4시간

종합감기약

1회 복용용량	• 만 2세 이상 ~ 만 3세 미만: 3/4포 • 만 3세 이상 ~ 만 7세 미만: 1포 • 만 7세 이상 ~ 만 11세 미만: 1½포 • 만 11세 이상 ~ 만 15세 미만: 2포 • 만 15세 이상: 3포	• 만 2세 미만: 투여하지 않는다 • 만 2세 이상 ~ 만 3세 미만: 5mL (1/2포) • 만 3세 이상 ~ 만 7세 미만: 6.5mL • 만 7세 이상 ~ 만 11세 미만: 10mL (1포) • 만 11세 이상 ~ 만 15세 미만: 13mL • 만 15세 이상: 20mL (2포)

기침, 가래

제품		 주황색, 포도향 (1포 5mL 기준)	 파란색, 딸기향 (1포 5mL 기준)
성분 및 함량	**기침 억제**	DL-메틸에페드린염산염 3.125mg	DL-메틸에페드린염산염 3.125mg
	가래 배출	구아이페네신 12.5mg	구아이페네신 10.5mg

기침, 가래			
성분 및 함량	중추성 기침 억제	티페피딘시트르산염 2.5mg	펜톡시베린시트르산염 0.025mg
복용간격		4시간	
1회 복용용량		• 만 2세 이상 ~ 만 3세 미만 1회: 4 mL • 만 3세 이상 ~ 만 5세 미만 1회: 5 mL • 만 5세 이상 ~ 만 8세 미만 1회: 6.5 mL • 만 8세 이상 ~ 만 11세 미만 1회: 10 mL • 만 11세 이상 ~ 만 15세 미만 1회: 13 mL • 만 15세 이상 1회 20 mL	

콧물, 코막힘			
제품		민트색, 복숭아향 (1포 5mL 기준)	초록색, 딸기향 (1포 5mL 기준)
성분 및 함량	항히스타민제	클로르페니라민말레산염 1mg	
	비충혈 제거제	슈도에페드린염산염 15mg	

콧물, 코막힘	
복용간격	4 ~ 6시간
1회 복용용량	• 만 2세 미만: 투여하지 않는다 • 2~6세(11~21kg): 5ml(1포) • 6~12세(22~43kg): 10ml(2포) • 12세~성인(22~43kg): 2oml(4포) • 만 2세 미만: 투여하지 않는다 • 2~6세(11~21kg): 5ml(1포) • 6~12세(22~43kg): 10ml(2포) • 12세~성인(44kg 이상): 2oml(4포)

해열제				
제품	 하늘색, 체리향 (1포 5mL 기준)	 주황색, 딸기향 (1포 5mL 기준)	 핑크색, 체리향 (1포 5mL 기준)	 보라색, 딸기향 (1포 5mL 기준)
성분 및 함량 / 해열 진통	이부프로펜 100mg		아세트아미노펜 160mg	
복용간격	1일 3~4회	1일 3~4회	1일 3~4회	4~6시간

해열제			
1회 복용용량	• 1~2세: 50~100mg (10~13ml) • 3~6세: 100~150mg (5~8ml) • 7~10세: 150~200mg (8~10ml) • 11~14세: 200~250mg (10~13ml)	• 1~2세: 50~100mg (3~5ml) • 3~6세: 100~150mg (5~8ml) 150~200mg (10~13ml) ※ 체중이 30kg 미만인 어린이는 1일량 500mg (25ml)를 초과 하지 않는다.	• 4~6개월(7~7.9kg): 2.5ml • 7~23개월(8~11.9kg): 3.5ml • 만 2~3세(12~15.9kg): 5ml • 만 4~6세(16~22.9kg): 7.5ml • 만 7~8세(23~29.9kg): 10ml • 만 9~10세(30~37.9kg): 12.5ml • 만 11세(38~42.9kg): 15ml • 만 12세(43kg): 20ml

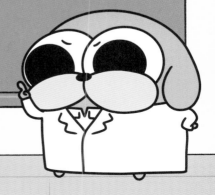

✚ 고혈압 관리, 이것만은 꼭 알아두세요
– DASH 식단과 생활 습관 개선

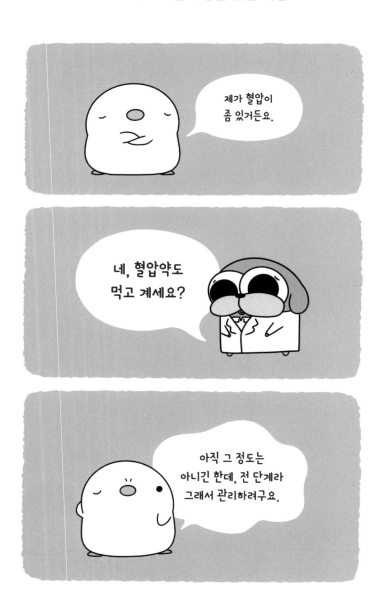

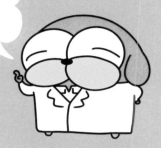

혈압이 몇 정도
나오셨어요?

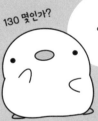

130 몇인가?

의사 선생님이
아직 약 먹을 단계는 아닌데
관리 좀 하라고 하셔서요.

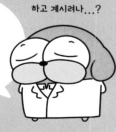

운동은
하고 계시려나...?

정상 혈압으로 돌아오려면
10mmHg 정도는
떨어뜨려야겠네요.

건강보험심사평가원에 따르면 2019~2023년 사이 국내 고혈압 환자 수가 14.1% 증가할 때, 20대와 30대는 각각 27.9%, 19.1%가 증가했어요. 고혈압에는 다른 질환들이 따라오기 마련이죠. 그중에서도 고지혈증을 동반한 환자가 42.1%, 당뇨병이 11.6%였던 만큼 성인병 연쇄에 빠지기 전에 관리하려는 노력이 필수적이에요.

분류		수축기혈압*		이완기혈압**
정상혈압		< 120	그리고	< 80
주의혈압		120~129	그리고	< 80
고혈압전단계		130~139	또는	80~89
고혈압	1기	140~159	또는	90~99
	2기	≥ 160	또는	≥ 100
수축기단독고혈압		≥ 140	그리고	<90

단위: mmHG

이미 고혈압으로 치료를 받고 있거나, 건강검진 결과 고혈압 전 단계가 나왔다면 다음과 같은 생활 습관 교정을 통해 정상 혈압으로 돌아올 수 있습니다.

* 심장이 수축하면서 혈액을 동맥으로 밀어내는 순간의 압력.
** 심장이 이완하면서 혈액이 심장으로 돌아오는 순간의 압력.

방법	기준	수축기/이완기혈압 감소 효과
체중 감량	매 1kg 마다	-1.1 / -0.9
소금 섭취 제한	하루 소금 6g(나트륨 2.4g) 이하	-5.1 / -2.7
절주	하루 2잔 이하	-3.9 / -2.4
운동	하루 30분 이상, 5일/주 이상	-4.9 / -3.7
고혈압 관리 식단	DASH(고혈압 관리 식사 요법) 식단	-11.4 / -5.5

단위: mmHg

이 중에서도 가장 효과가 좋은 관리법은 바로 DASHDietary Approaches to Stop Hypertension 식단이에요. 각종 고혈압 진료 지침에서도 적극 권장하고 있어요.

DASH 식단은 과일, 채소, 생선을 더 많이 섭취하고, 지방 섭취량을 줄이는 방법으로, 단순히 육식을 줄이는 것이 아니라 칼슘, 마그네슘, 칼륨이 풍부한 채소를 많이 먹고 나쁜 지방을 줄이는 데에 중점을 두고 있습니다. 고혈압에서 벗어나려면 단 간식이나 설탕이 들어간 음식을 피하고, 유제품은 저지방으로 바꾸셔야 해요. 흰쌀보다는 식이섬유가 풍부한 곡류로 바꾸고, 나트륨 섭취를 줄이면 식습관만으로도 약물치료만큼이나 혈압을 낮출 수 있으니까요. 좋은 걸 더 챙겨 먹는 것도 도움이 되지만, 나쁜 음식까지 줄이는 편이 더 큰 효과가 있어요. 연구에 따르면 과일과 채소 섭취를 늘린 고령자들은 혈압이 3/1mmHg 감소했고, 여기에 지방 섭취까지 줄인 사람들은 혈압이 6/3mmHg까지 감소했거든요.

매일 30분씩 걷고 지방과 나트륨 섭취를 줄이면 체중도 감소하고 고지혈증 합병증도 예방할 수 있어요. 이렇게 여러 방법을 함께 실천하면 각각을 따로 할 때보다 훨씬 더 큰 상승효과를 볼 수 있다는 점을 기억하세요!

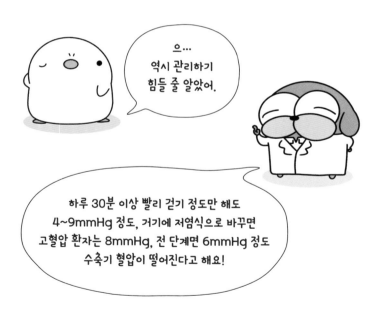

으...
역시 관리하기
힘들 줄 알았어.

하루 30분 이상 빨리 걷기 정도만 해도
4~9mmHg 정도, 거기에 저염식으로 바꾸면
고혈압 환자는 8mmHg, 전 단계면 6mmHg 정도
수축기 혈압이 떨어진다고 해요!

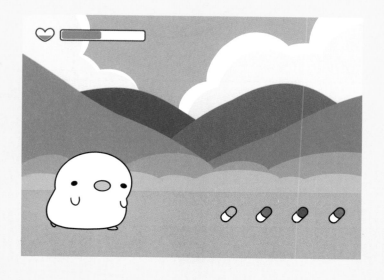

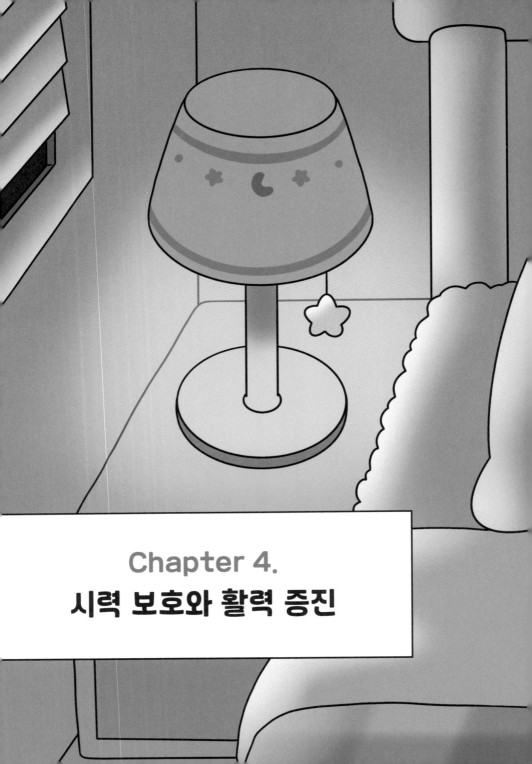

Chapter 4.
시력 보호와 활력 증진

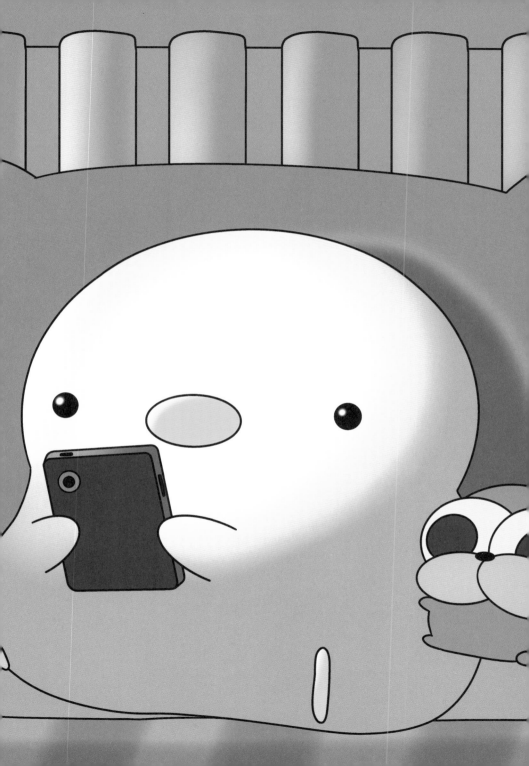

✚ 하루 종일 눈이 건조해요
– 디지털 시대의 눈 보호법

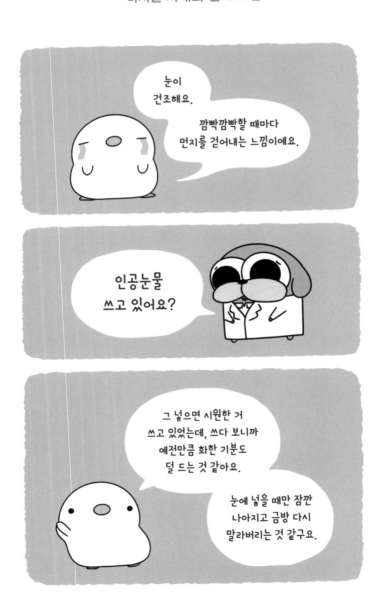

인공눈물을 써도 보습이 잘 안될 수 있어요. 특히 에어컨 바람을 항상 맞는 실내 환경에서 일하시면 그러실 수 있죠. 그럴 때는 상황에 맞는 제품을 골라야 해요.

인공눈물이 다 똑같아 보일 수도 있지만 사실 성분과 함량이 모두 다르거든요. 인공눈물 속에는 수분을 오래 유지하기 위한 당이나 단백질 성분이 들어있어요. 이 성분들은 수분을 끌어당기는 힘과 농도도 각각 달라서 보습 유지 시간에도 차이가 생기게 돼요.

건조한 눈을 치료하려면 가능한 한 보습 성분이 고농도인 제품이 좋을까요? 꼭 그렇지는 않아요. 고농도인 제품은 처음 눈에 떨어뜨렸을 때 시야가 흐려지기도 해서, 일상생활에 불편함이 생길 수 있거든요. 증상이 심하지 않다면 고농도 제품보다는 청량감을 주는 제품이 더 만족스러울 수 있어요.

히터나 에어컨 바람을 맞는 자리에서 오래 일하다 보면 안구 표면이 바싹 말라서 따갑고 아프기까지 하죠. 그럴 때는 흔히 사용하는 쿨 제품보다 보습력이 강한 제품이 좋아요. 카르복시메틸셀룰로오스에 불쾌감을 줄여주는 무기 전해질까지 함유된 리프레쉬플러스점안액0.5%를 추천드려요. 처음에는 시야가 조금 흐려지지만, 안구 표면에 얇게 퍼질 때까지 기다리면 보습이 지속되는 시간이 길어서 만족스러울 거예요.

다른 제품으로는 리포직점안겔이 좋아요. 이 제품에 들어있는 카보머 성분이 안구 표면에 잘 붙어있어서 보습 효과가 오래 지속돼요. 단점은 리포직점안겔을 처음 사용하는 분들은 넣는 법을 잘 모르실 수 있다는 점이에요. 리포직점안겔은 액체 형태의 인공눈물과 달리 연고처럼 짜서 넣는 겔 제형으로, 보통 튜브 형태로 나와요. 사용할 때는 눈을 위로 향하고, 눈꺼풀을 살짝 아래로 잡아당긴 상태에서, 튜브 끝이 눈에 닿지 않게 1방울 정도 짜서 넣으면 돼요. 그 다음엔 5분 정도 눈을 감고 있어야 하죠. 사용법이 다소 번거롭지만, 오래 지속되는 게 장점이에요.

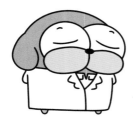

인공눈물에는 다양한 종류가 있어요. 무기 전해질이나 포도당 또는 멘톨이 들어있는 제품은 눈의 피로감을 덜어주지만, 오래가는 보습 효과를 원한다면 아쉬울 수 있어요.

보습 효과에 집중한 제품들은 주로 전기적인 힘으로 수분을 붙잡아 두는 고분자 물질이 함유되어 있어서 지속성이 좋지만, 점안할 때 일시적으로 시야가 흐려지는 부작용이 따라올 수 있죠.

고분자 보습 성분으로는 포비돈, 카르복시메틸셀룰로오스, 히프로멜로오스, 히알루론산 등이 있어요. 포비돈 성분은 시야 흐림이 덜하다는 장점이 있지만, 지속시간이 짧아서 자주 점안해야 한다는 불편함이 있죠. 강한 지속성을 원한다면 유기지방 성분이 함유된 점안겔도 좋은 선택지가 될 수 있어요. 라놀린, 카보머 등이 함유된 제품들은 눈의 지질층을 오래 유지해줘서 안구건조증 완화에 도움이 돼요.

➕ 눈이 따갑고 아프기까지 해요
– 트레할로스수화물의 진정 효과

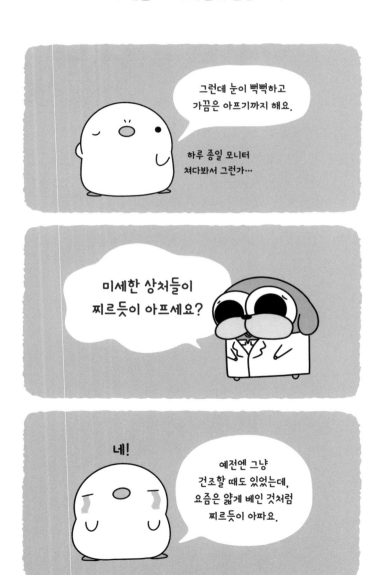

에어컨 바람을 오래 맞거나 컴퓨터 모니터
앞에 오래 앉아 있으면 그럴 수 있어요. 그럴
때는 인공눈물 중에서도 트레할로스 성분이
들어있는 제품을 추천해요. 트레할로스가 다
른 보습 성분보다 세포 보호 효과가 좋아요.
찌르는 통증에는 아이오쿨프로점안액, 아이
특점안액 등 트레할로스가 함유된 제품을 쓰시는 게 좋아요.

물론 인공눈물 넣는다고 건조해서 다친 각막이 아물지는
않아요. 각막 손상이 심하다면 폴리데옥시뉴클레오타이드,
즉 PDRN이 들어간 약이 좋아요. 약 이름이 복잡해서 낯설어
보이지만 그냥 DNA 조각이라는 말을 풀어서 쓴 거예요.

리안점안액 등 PDRN이 들어간 안약을 넣으면 DNA 조각
이 성장인자 분비를 촉진해서 각막 손상이 빠르게 치료되고,
염증이 가라앉아요. PDRN이 들어간 안약은 약국에서 일반
의약품으로 구입할 수 있어요.

눈이 뻑뻑하기만 한 게 아니라 통증이 심해졌다면 단순 보
습제가 아니라 각막 손상을 치료해주는 약을 사용하세요. 일

부 점안액에는 포비돈 성분이 보습 효과를
도와줘요. 포비돈 하면 빨간약이 제일 먼저
떠오를 거예요. 사실 소독약의 정확한 성분명
은 포비돈-요오드예요. 특유의 빨간색과 상처 소독 효과는 요
오드에서 나오는 거죠. 포비돈 자체는 단순히 보습 효과가 있
는 중합체일 뿐이고, 소독약에서는 요오드를 붙잡아두는 역
할만 해요. 이름 때문에 오해를 많이 사는 물질이에요.

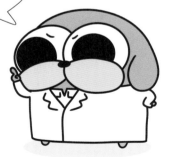

안구건조증을 오래 방치해서
통증이 심해지거나, 영양부족 및
콘택트렌즈 착용으로 인한 각막 손상에는
인공눈물만으로는 부족할 수 있어요.

✚ 긴장을 풀어야 눈이 촉촉해져요?
– 스트레스와 눈 건강

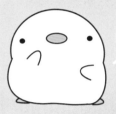

힝, 그래도
눈이 자주 건조한데
눈물 많이 나오게 하려면
어떻게 해요?

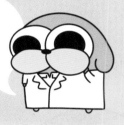

교감신경이 과하게
활성화되면 눈물샘이
마를 수 있어요.

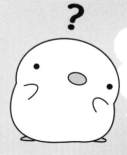

?

누구랑
교감한다구요?

우리 몸의 항상성을 유지하는 교감신경과 부교감신경은 서로 반대로 작용하면서 심장, 분비샘, 혈관 등을 조절해요. 부교감신경이 활성화되면 눈물이 나오고, 교감신경이 활성화되면 눈물이 마르죠.

긴장하면 입이 바싹 마른다는 말이 있죠?

항상 긴장하고 스트레스받은 상태로 있으면 눈물 분비가 줄어들 수 있어요. 과로로 스트레스받고, 자기 전에 스마트폰을 보다가 잠드는 습관은 교감신경을 과도하게 활성화시켜 몸을 긴장 상태로 만들어요.

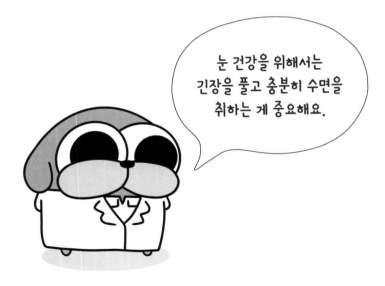

눈 건강을 위해서는 긴장을 풀고 충분히 수면을 취하는 게 중요해요.

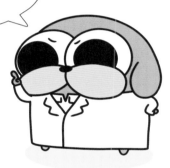

또 모니터를 오래 볼 때는 중간에 꼭 휴식하고, 길게 숨을 내쉬면서 긴장을 풀어주세요.

커피보다는 물을 많이 마시고, 따뜻한 수건으로 눈을 온찜질하면 눈물의 지질층 생성에 도움이 될 거예요.

오호...!

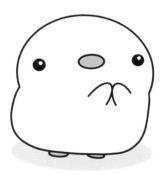

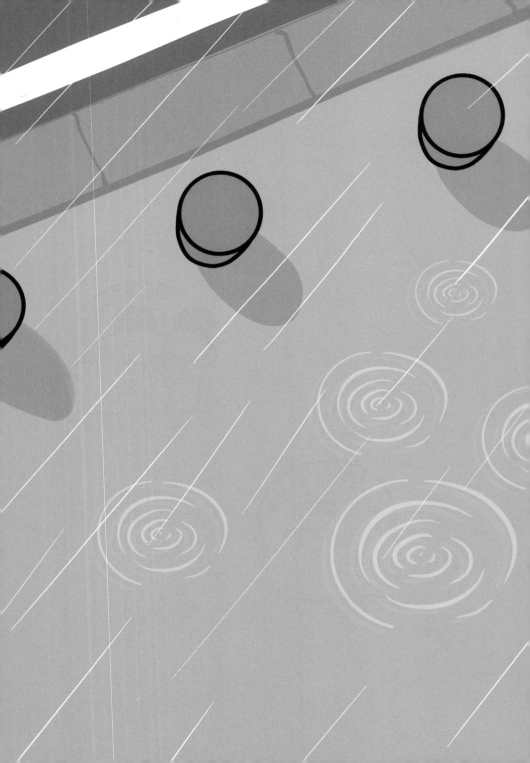

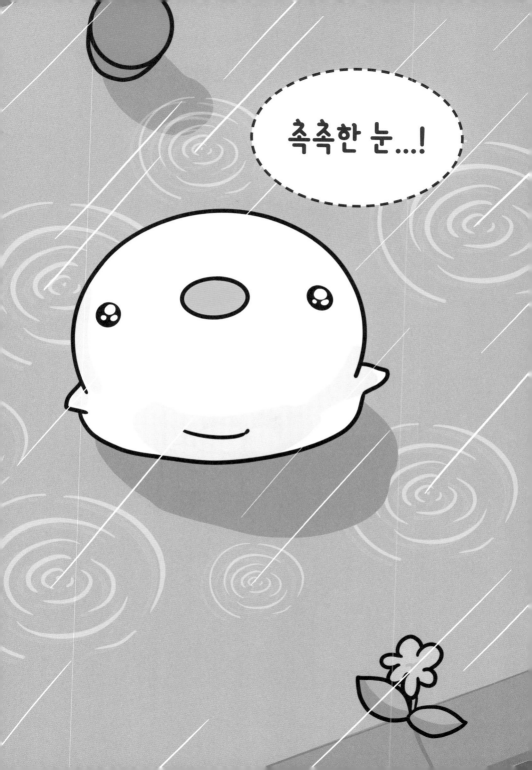

✚ 루테인, 젊은 사람한테는 필요없다구요?
– 연령대별 눈 건강

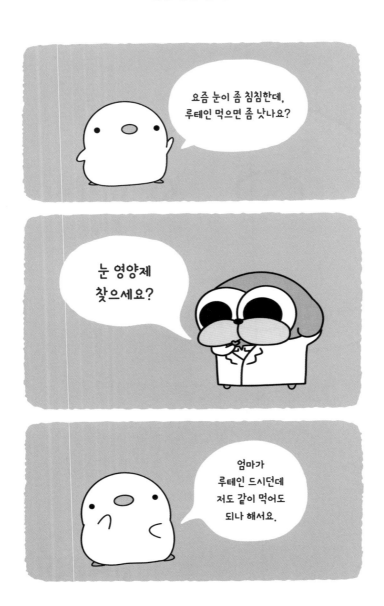

루테인, 지아잔틴은 대표적인 눈 영양제죠. 노안이 걱정되는 분들이 꾸준히 챙겨 드시는 모습을 자주 볼 수 있어요. 그런데 부모님께서 드시는 루테인, 지아잔틴, 젊은 자녀가 함께 먹어도 도움이 될까요?

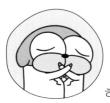

정답은 "굳이 먹을 필요 없다"예요.

루테인, 지아잔틴은 노인성황반변성을 예방하고 황반 퇴화로 인한 시력 저하를 예방하기 위한 목적으로 먹는 영양제이기 때문이에요. 모니터를 오래 쳐다보는 젊은 사람들이 느끼는 안구건조증과 피로감은 노인에게 일어나는 황반 퇴화와는 관련이 없으니, 굳이 부모님 눈 영양제를 뺏어 먹지 않기를 바라요.

물론 젊은 사람이 루테인, 지아잔틴을 먹으면 다른 쪽으로 도움이 될 수 있기는 있어요. 이런 식물성 색소 화합물들은 기본적으로 항산화 물질이라서 염증을 가라앉히고 심혈관 건강에도 좋거든요. 하지만 젊은 사람이 눈 건강에 집중적으로 도움을 받고 싶다면 굳이 루테인과 지아잔틴을 먹을 필요는 없어요.

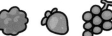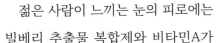 젊은 사람이 느끼는 눈의 피로에는 빌베리 추출물 복합제와 비타민A가 훨씬 도움이 돼요. 빌베리 추출물의 안토시아노사이드가 망막에서 빛을 받아들이는 색소 결합 단백질인 로돕신의 재생을 도와 야맹증을 개선하고, 모세혈관 투과성을 억제해 안압 상승을 막아주고, 근시 진행도 막아줘요. 비타민A는 우유, 달걀, 생선 기름 등 동물성 식품으로 쉽게 섭취할 수 있고, 당근이나 호박 등 녹황색 채소에서 베타카로틴 등의 카로티노이드 색소 형태로 섭취할 수 있어요.

하지만 보충제로 섭취하는 비타민A는 과량 섭취하면 부작용이 심각해서 권장량을 꼭 지켜야 해요. 연령과 임신 여부에 따라 권장량이 달라지지만 남성 하루 2,500IU, 여성 하루 2,200IU 이하로 섭취해야 하며, 절대 하루 10,000IU 이상은 먹으면 안 돼요.

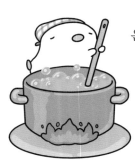 다행히 채소를 통해 섭취하는 베타카로틴은 체내에서 비타민A로 변환되면서도 과량 섭취해도 간 독성이 없어요. 예를 들어, 중간 크기 당근 한 개는 약 10,000IU의 베타카로틴을 함유하고 있지만, 이것이 모두 비타민A로 전환되지는 않아요.

베타카로틴을 많이 섭취하면
피부가 약간 노랗게 착색될 수 있지만,
이는 건강에 해롭지 않고 섭취를 중단하면
곧 정상으로 돌아오죠.

그래서 가능하면
비타민A 영양제보다는 식사로
섭취하는 게 더 안전한 방법이에요.

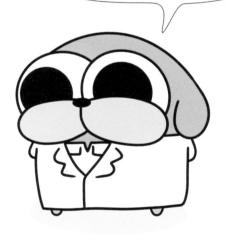

✚ 오메가3와 항산화제가 건강한 눈의 비결
– 시력을 지키는 영양소 조합

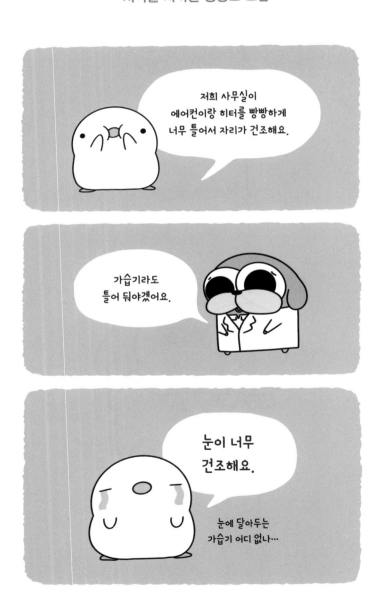

인공눈물만으로는 부족할 때가 있죠. 눈에 수분을 지켜주는 보호막이 있었으면 좋겠다는 생각이 들 때가 있어요. 그럴 때는 눈의 지질층을 강화해주는 오메가3 영양제를 추천해요.

오메가3의 기능은 혈행 개선으로 많이 알려져 있어요. 하지만 높은 용량으로 드시면 안구건조증에도 도움이 돼요. 눈에 염증이 생기지 않도록 항산화 성분까지 포함된 영양제를 꾸준히 드시면 눈 건강을 챙기는 데에 좋거든요.

여러 임상시험들을 종합한 연구에 따르면, 오메가3 보충제는 눈물막이 유지되는 시간을 늘려주고, 각막의 손상을 줄여줘요. 그중에서도 EPA 함량이 높은 오메가3를 골라서 장기간 섭취하면 더 효과적이라고 해요. 오메가3를 꼭 보충제로 섭취할 필요는 없어요. 건강한 식단을 매일 드실 수 있는 환경이라면 견과류나 생선을 통해 충분히 섭취할 수 있거든요.

시중에 나와 있는 오메가3 건강기능식품 중에는 부원료로 베타카로틴, 아스타잔틴, 루테인, 안토시아닌 등 항산화력이 강한 파이토케미컬이 포함된 제품들이 있어요. 이런 성분들은 유해한 활성 산소종을 제거해주고, 눈의 염증 반응을 억제하며, 미세혈관 순환을 개선해서 눈에 영양 공급이 충분히 공급되도록 도와줘요.

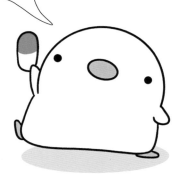

보충제로 눈 건강을 챙기고 싶다면, EPA 함량이 높은 오메가3에 항산화 성분까지 함께 들어있는 제품을 찾아보세요.

🏥 인공눈물, 일회용과 다회용은 뭐가 달라요?
– 보존제의 영향

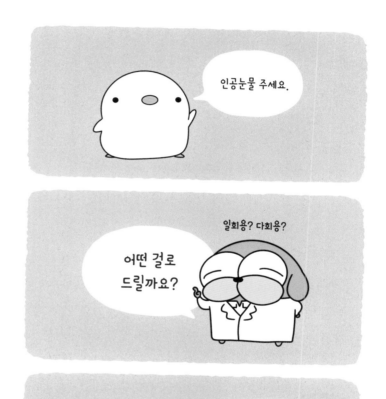

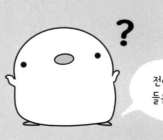

보통 일회용 인공눈물은 한 줄에 0.5mL짜리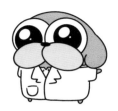
가 5개씩 개별 포장되어 있어요. 다회용 눈물
은 한 통으로 15mL 정도로 나오죠. 보습 효
과는 포장의 문제가 아니라 성분과 농도의
문제입니다. 일회용과 다회용 중에 어떤 게 더 좋다고 말할
수는 없어요. 하지만 포장은 보관 방법이나 렌즈 착용 여부에
있어서 중요해요.

　인공눈물에는 보습을 위한 당이나 단백질 성분이 들어있어
요. 이런 성분들은 균에 오염되기 쉽기 때문에 제품에 보존제
가 들어있죠. 보존제에 따라 사용 시 주의사항이 다르니 제품
포장지를 꼭 확인하세요. 보통은 뚜껑을 자주 열어야 하는 다
회용 제품에 보존제가 많이 들어있어요.

　흔히들 보존제가 없는 제품이 좋은 거라고 생각하기 쉽지
만 꼭 그렇지는 않아요. 보존제가 있으면 사용기한이 길어지
는 장점이 있거든요. 하지만 인공눈물에 벤잘코늄이라는 보
존제가 들어갔다면 주의하셔야 해요. 벤잘코늄은 콘택트렌

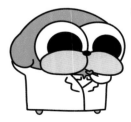
즈에 흡착되었다가 각막에 손상을 줄 수
있기 때문이죠. 벤잘코늄이 함유된 제품
인지 확인하고 렌즈를 착용한 채로 사용
하지 않도록 피하세요.

모든 다회용 인공눈물 제품에 벤잘코늄이 들어가 있는 건 아니에요. 일부 제품은 클로르헥시딘을 보존제로 사용해서 콘택트렌즈 착용자도 렌즈 위에 쓸 수 있어요. 다회용 제품 중에서도 벤잘코늄이 들어가지 않은 제품은 포장지에 '렌즈 착용 가능'이라고 쓰여 있으니 제품 선택 시 참고하세요.

다회용 인공눈물은 한 번 뚜껑을 개봉하면 한 달 이내로만 사용하고 폐기하셔야 해요. 공기 중에 노출되거나 약병 입구가 외부에 닿으면서 오염될 수 있기 때문이에요. 인공눈물을 자주 사용할 계획이 아니라면 일회용 제품이 더 저렴할 수 있으니 참고하세요.

일회용 제품을 사용할 때는 플라스틱 포장이 뜯어지면서 미세한 조각이 함입될 가능성이 있으므로, 첫 한두 방울은 밖에 떨어뜨린 다음에 눈에 사용하시는 것이 좋아요. 혹시 일회용 제품을 사용하다가 조금 남았다면, 아깝다고 생각하지 마시고 즉시 버려주세요. 특히 일회용 제품에는 보존제가 없는 경우가 많기 때문에 남았던 것을 나중에 다시 사용하면 세균이 증식해있을 가능성이 높아요.

 점안액별로 어떤 보존제가 들어있는지, 렌즈와 함께 사용할 수 있는지는 포장지에 쓰여 있어요. 이 부분은 구입 전에 확인하세요.

대표적인 처방 점안액

제품	히알산	뉴히알유니	히알루미니	큐알론
일회용/다회용 구분	일회용 / 다회용	일회용	일회용	일회용 / 다회용
벤잘코늄 함유 여부	다회용에만 함유	없음	없음	다회용에만 함유
콘택트렌즈 사용 가능 여부	다회용은 최소 약 투여 후 15분 뒤 렌즈 착용	가능	가능	다회용은 최소 약 투여 후 15분 뒤 렌즈 착용

대표적인 약국 점안액

제품		프렌즈 아이 드롭	아이톡	오큐시스	리프레쉬	로토	아이미루
구분	일회용	X	O	O	리프레쉬 플러스	O	X

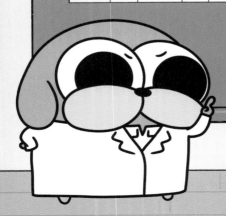

제품		프렌즈아이드롭	아이톡	오큐시스	리프레쉬	로토	아이미루
구분	다회용	O	O	X	리프레쉬 티어즈	로토씨큐브 아쿠아차지아이, 로토지파이뉴, 뉴브이 로토이엑스	아이미루 40EX골드, 40EX골드콘택트, 콘택트퓨어 40EX, 40EX마일드
벤잘코늄 함유 여부	없음	O	O	O	O	로토씨큐브 아쿠아차지아이	40EX골드, 40EX골드콘택트, 콘택트퓨어
	있음	X	X	X	X	로토지파이뉴, 뉴브이 로토이엑스	40EX, 40EX마일드
콘택트렌즈 사용	가능	O	O	O	O	로토씨큐브 아쿠아차지아이	40EX골드콘택트, 콘택트퓨어
	불가능	X	X	X	X	로토지파이뉴, 뉴브이 로토이엑스	40EX골드, 40EX마일드, 40EX

✚ 노인의 실명을 예방하는 영양제 조합
- AREDS1, AREDS2

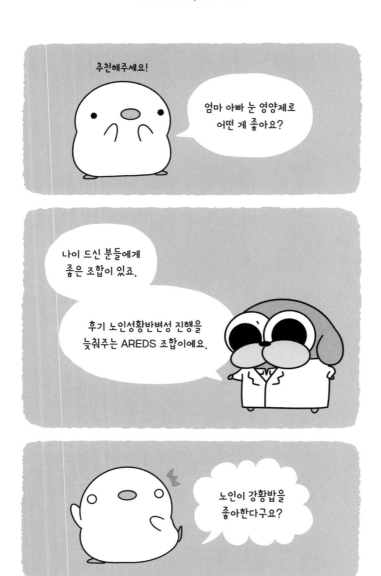

노인성황반변성Age-related Macular Degeneration, AMD
이에요. 나이가 들면 시력에 아주 중요한 황반 부위에 노폐물
이 생기면서 산소 공급이 부족해져요. 우리 눈은 그걸 해결하
려고 미세한 혈관들을 만드는데, 이 과정이 과하게 일어나면
눈에 부종이 발생하면서 시세포가 변성되고 위축돼요. 병이
진행되면서 영영 실명할 수도 있는 무서운 병이에요.

노인성황반변성은 아주 흔한 병이죠. 2017년, 우리나라
40세 이상에서 유병률이 무려 13.4%였어요. 70세 이상에서
는 24.8%로, 나이가 들수록 흔한 병이에요. 최근에는 디지털
기기 사용으로 인해 해가 지날수록 유병률이 빠르게 높아지
고 있어서 주기적인 검사가 꼭 필요한 병이기도 해요.

미국에서는 노인성황반변성의 진행을 막는 최적의 영양
조합을 찾기 위해 6년간 대규모 다기관 장기추적 연구가 진
행됐어요. 미국 국립보건원 지원으로 이루어진 이 연구는
AREDSAge-Related Eye Disease Study 1, 2라는 이름으로 알려져 있
죠. 현재 눈 영양제로 판매되는 대부분의 제품은 AREDS1 조
합 또는 AREDS2 조합을 바탕으로 배합한 것들이에요.

AREDS1, AREDS2 영양보충제 조합

성분	AREDS1	AREDS2
비타민C	500mg	500mg
비타민E	400IU	400IU
베타카로틴	15mg	-
아연	80mg	25mg
구리	2mg	2mg
루테인	-	10mg
지아잔틴	-	2mg
오메가3	-	1,000mg

먼저 연구된 AREDS1 조합으로 5년간 꾸준히 섭취한 결과, 후기 노인성황반변성으로 진행되는 비율이 25% 낮아졌어요. 특히 중등도 이상으로 시력을 상실하는 비율이 19% 감소해서 질병이 후기로 악화하는 걸 막고 나이 들어서 실명할 위험을 줄여주는 효과를 입증했어요.

다만 첫 번째 연구에서 고용량 아연이 빈혈과 위장장애를 유발한다는 지적이 있었고, 베타카로틴이 비흡연자에게는 무해하지만 흡연자에게는 폐암 발생률을 높인다는 우려가 나타났죠. 이런 점을 보완해서 황반변성 진행을 늦추는 효과는 유지하면서 우려되는 위험을 없앤 버전이 AREDS2 조합이에요.

두 조합 모두 고함량 비타민 미네랄이라서 다른 약물이나 영양제의 흡수에 영향을 줄 수 있으니 복용을 시작하기 전에 의사 또는 약사와 상담하는 게 좋아요. 다만 일반적인 종합비타민은 함께 먹어도 문제가 없었다고 보고되었으니 안심하셔도 돼요.

다만 아쉽게도 AREDS2 조합의 영양제가 노인성황반변성의 발병 자체를 예방하는 효과는 없다고 밝혀졌어요. 이미 발병했다면 진행을 늦춰주지만, 아직 건강하다면 예방하는 효과는 기대하기 어려운 것이죠. 황반변성이 시작되지 않았거나, 초기에 진단받았다면 루테인, 지아잔틴 등 영양제가 직접적인 도움이 된다는 근거는 아직 약해요. 또한 어떤 경우에도 건강기능식품이 의약품에 의한 표준 치료보다 효과적일 수는 없어요.

노년에도 건강한 눈을 유지하려면 주기적인 건강검진으로 이상징후를 빠르게 파악하고 적절한 치료를 받는 것이 중요하다는 사실도 꼭 기억하세요.

오...

✚ 욱신욱신 무거운 다리
– 혈관보강제와 혈액순환제의 차이

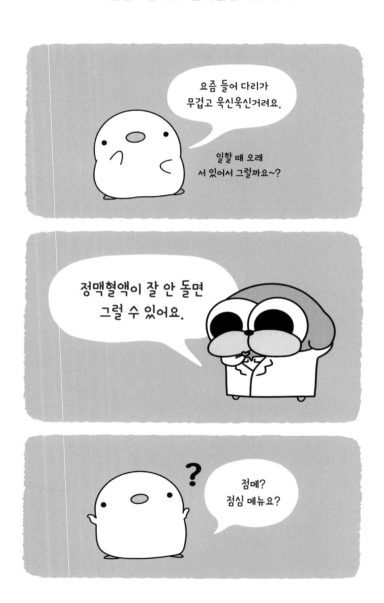

오랜 시간 서 있거나 앉아 있는 경우나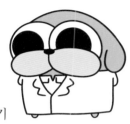
꽉 끼는 옷을 입고 생활하면 정맥혈이
제대로 돌지 않아서 순환이 막힐 수 있
어요. 동맥은 심장이 직접 혈액을 짜주기
때문에 우리가 애써 근육을 움직여주지 않아도 되지만, 정맥
은 혈관 주변 근육들이 움직이면서 순환시켜 줘야 하거든요.

정맥순환에 장애가 생기면 다리가 부어서 무거운 느낌이
들고, 심하면 일상생활이 불편해지기도 해요. 높은 굽을 신거
나 오래 서 있어야 하는 서비스직 종사자분들이 흔히 겪는
괴로움이죠.

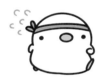 이런 문제는 규칙적인 운동으로 풀어주는 것이
가장 좋아요. 근육을 움직이면 정맥혈이 잘 순환
하게 되거든요. 하지만 어쩔 수 없이 같은 자세
로 오래 일해야 하는 사람들은 정맥순환을 개선해주는 혈관
보강제나 혈액순환제로 보조해주면 도움이 될 수 있어요.

정맥순환 개선제에는 두 종류가 있어요.

혈관보강제는 모세혈관을 보강하며 염증 매개체를 줄이고

미세 순환을 개선해요. 혈액순환제는 정맥 탄력성과 투과성을 높여 혈류를 정상화하죠.

대표적인 혈관보강제인 디오스민은 베노론과 치센이라는 일반의약품으로 약국에서 구입할 수 있어요. 다른 종류인 미세정제플라보노이드분획물로는 베니톨과 플라벤이라는 제품이 있죠. 혈관보강제는 모세혈관 손상을 완화하고 부기가 빠지도록 도와줘요. 순환이 막혀서 다리가 무거운 느낌이 들 때 이를 개선해주는 효과가 있어요.

혈액순환제인 센텔라정량추출물 성분의 센시아와 포도엽건조엑스 성분의 안티스탁스, 안탁스, 페라티스는 정맥 혈관벽의 탄력을 회복시켜서 만성적인 정맥 순환 부전을 해소해줘요. 하지만 6주 이상 복용해도 상태가 나아지지 않았다면 정맥 순환을 막는 다른 원인이 있을 수 있으니 병원을 방문해 검사를 받는 게 좋아요.

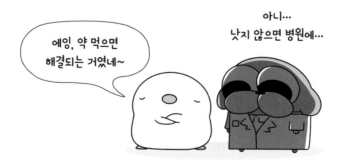

➕ 피로 회복은 비타민B군
– 세포 에너지 생성을 위한 필수 영양소

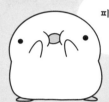

피로회복제 사려고 하는데,
우루사가 좋은가요?

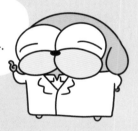

우루사 성분인 UDCA는
피로 회복이랑 상관없어요.

광고에서
들었던 거 같은데?

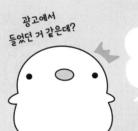

엥 그래요?

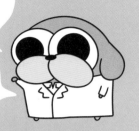

UDCA는 담즙산 성분이라
담즙의 분비를 촉진하는
이담 효과만 있어요.

피로회복에 도움이 되는 우루사는
비타민B1(티아민)이 포함된
복합우루사연질캡슐이에요.

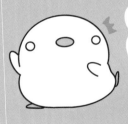

헉. 그럼
피로회복은...?

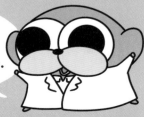

티아민에서 오는
효능이라고 볼 수 있죠.

피로회복에는
비타민B가 핵심이에요.

영양제나 의약품으로 살 수 있는 피로회복제에는 거의 필수적으로 비타민B군이 포함돼요. 비타민B 복합제의 피로회복 효과는 임상시험을 통해 입증되었기 때문에 가장 흔하게 사용되고 있죠.

제품마다 배합의 차이는 있지만, 비타민B1, B2, B3, B5, B6, B12를 두루 포함하고 있다면 제품별로 큰 차이는 없어요. 비타민B 흡수에 생리적인 장애가 생긴 경우가 아니라면 굳이 더 비싼 활성형 제품을 사지 않아도 충분히 기대하는 효과를 누릴 수 있거든요.

비타민B군 영양제가 피로회복에 도움을 주는 이유는 비타민B가 에너지 대사와 신경 기능 그리고 세포 재생에 도움을 주기 때문이에요.

비타민B1인 티아민은 탄수화물을 에너지로 활용하기 위해서 필수적이며, 우리 몸에서 생화학적 반응을 매개하는 데에 중요한 역할을 수행하므로 영양제로 보충해주면 물질 순환 과정에서 병목 현상이 해소되면서 활력을 느끼게 해줘요. 티아민은 과량으로 섭취해도 쉽게 배출되기 때문에 과다 복용 부작용에 대한 걱정이 덜해요. 이 점을 고려해 고용량 제품이 시중에 많이 나와 있어요.

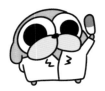

비타민B5로 알려진 판토텐산은 스트레스 호르몬의 합성을 도와서 긴장 상황에 더 잘 대응할 수 있게 해줘요. 그래서 항스트레스 비타민이라고도 불리죠. 이 역시 에너지 대사에 필요한 비타민이라 피로 회복에 도움을 줘요.

활성형 섭취에 대해 가장 많이 언급되는 영양소는 비타민B12, 즉 코발라민이에요. 비타민B12는 DNA 합성에 관여해 세포 재생에 중요한 역할을 하며, 특히 적혈구의 성숙에 기여해요. 코발라민이 부족하면 빈혈이 생길 수 있죠.

육류나 유제품 같은 동물성 식품을 골고루 먹는 사람은 일반적으로 코발라민을 따로 보충할 필요가 없어요. 하지만 채식을 한다면 자연적인 코발라민 흡수가 어려우니 영양제 섭취를 추천해요.

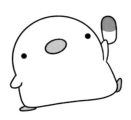

다른 비타민B군과 달리 코발라민이 흡수되려면 복잡한 과정을 거쳐야 하거든요. 당뇨로 인해 메트포르민을 장기복용하거나 장 절제술로 인해 위장이 짧아지면 흡수에 장애가 생길 수 있는 비타민이에요.

건강인이라면
꼭 비싼 활성형 코발라민을
통해 보충하지 않아도

육류 섭취나 저렴한
비활성형 코발라민 보충제로도
충분히 섭취할 수 있어요.

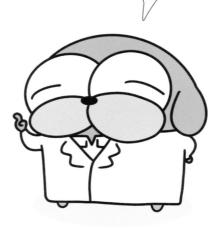

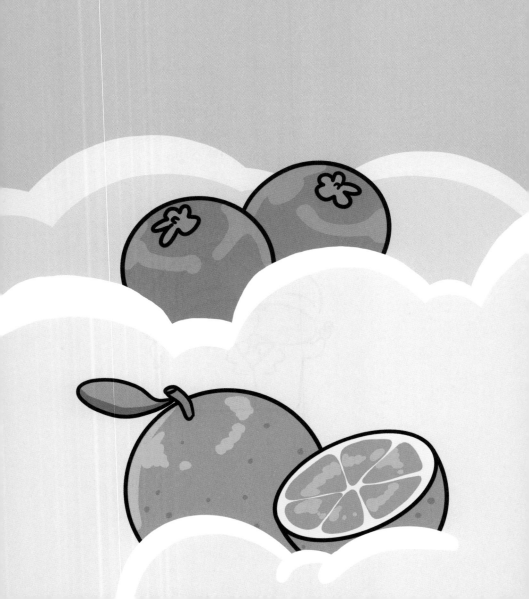

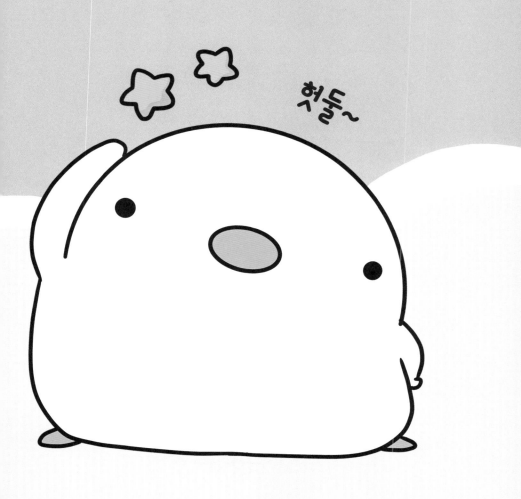
허둥
~

✚ 활력에는 코큐텐
– 에너지 충전과 항산화

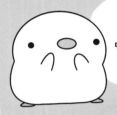

제가 피로회복제를
달고 사는데 요즘 보면
먹을 때만 반짝 부스트 했다가
사라지는 느낌이에요.

그럴 수 있어요.

피로회복제에 들어있는
비타민B는 몸에 초과량이
들어오면 배출되거든요.

비타민B 섭취를 잘하고
계신다면 효과가 덜하다고
느끼실 수 있죠.

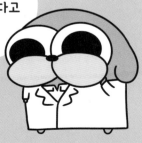

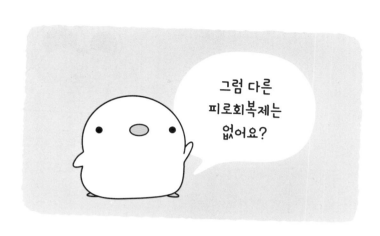

그럼 다른
피로회복제는
없어요?

비타민B 피로회복제로 충분하지 않은 분께는 코엔자임큐텐 coenzyme Q10(코큐텐)을 추천해요. 코큐텐 150~300mg을 꾸준히 먹으면 신체적, 정신적인 피로를 개선해준다는 연구 결과가 있어요.

코큐텐은 미토콘드리아에서 세포가 쓸 에너지를 생성하는 과정에서 작용하는 조효소예요. 또한 세포의 산화스트레스를 줄여주는 항산화 성분이기도 하죠. 산화스트레스는 염증 반응을 유발하고 세포의 노화를 가속할 수 있는데, 코큐텐은 이런 손상을 줄여 미세한 세포 손상과 염증 반응을 방지하고, 만성 피로 완화에 도움을 줘요. 코큐텐은 중요한 조효소라서 일찍부터 주목받았고, 각종 성인병 개선과 산화스트레스 제거 관련 연구가 많이 진행됐어요. 국내에서는 '혈압 감소에 도움'이라는 건강기능식품 원료로서의 기능성으로 인정받아서 그런지, 사람들이 코큐텐을 혈압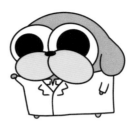

영양제로만 생각하는 경향이 있어요. 하지만 실제로는 강력한 항산화제이면서 미토콘드리아 기능을 활성화하고 염증 인자를 줄여주는 자양강장 성분이기도 해요.

코큐텐의 피로회복 관련 임상 연구는 대표적인 피로회복제인 비타민B군에 비해서 상대적으로 소규모로 진행됐어요. 그래서 모집 인원의 특성에 연구별 차이가 있어서 자양강장 목적으로 강하게 권고할 수 있는 성분은 아니에요.

하지만 코큐텐은 안전하고 간편하게 섭취할 수 있으면서도 광범위한 질환에서 활성을 보였어요. 특히 세포 손상을 막

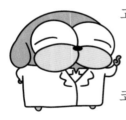

고 세포가 제 기능을 수행할 수 있도록 도와주는 효과가 있어요. 비타민B군 중심의 기존 피로회복제로 효과를 보지 못했다면 코큐텐으로 스트레스를 낮춰보세요.

✚ 나에게 맞는 변비약 찾기
– 변비 원인별 맞춤 가이드

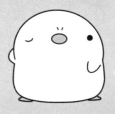

요새 다이어트한다고
밥을 좀 굶었더니
변비가 생겼어요.

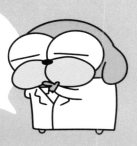

칼로리 낮고 포만감 오래가는
샐러드를 먹으면 더 건강하게
빼시면서 변비도 예방할 수
있을 텐데요.

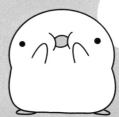

으... 그건 알지만

샐러드는 정말
맛없단 말이에요.

그렇다고 굶어서 빼는 건
건강한 방법이 아닌데...

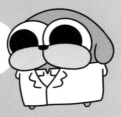

변이 잘 안 나오거나
나오더라도 가늘게 나오던가요?

헉.
어떻게 알았어요.

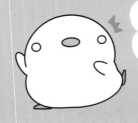

그럴 때는 대장을
자극해봤자 내용물이
없어서 나올 게 없어요.

변의 부피가 커져서
함께 나올 수 있도록
팽윤성 변비약으로 드릴게요.

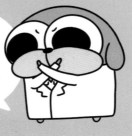

변비약에는 약의 작동 원리별로 종류가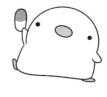
다양해요. 답답한 장을 가볍게 비워주는
변비약들은 상황에 맞게 적절히 선택해야
가장 효과적이에요.

주요 종류로는 네 가지가 있어요. 대장을 자극해 움직이게
하는 자극성하제Stimulant laxative, 변이 매끄럽게 움직이도록 윤
활제 역할을 하는 연화성하제Emollient laxatives, 수분을 머금어
변의 부피를 키워주는 팽윤성하제Bulk-forming laxatives 그리고
삼투압으로 물을 끌어들여 변을 묽게 하는 삼투성하제Osmotic
laxatives가 있어요.

약은 상황에 맞게 써야 해요. 예를 들어, 다이
어트 중에 과도하게 굶었거나 식이섬유 섭취
가 부족해서 변이 가늘게 나오고 잔변
감이 계속 남는 식이성 변비에는 변의
부피를 키워서 나오기 쉽게 도와주는 팽윤
성하제가 좋아요. 차전자피가 들어있는 아기오과립이 대표
적인 예죠. 아락실과립에도 차전자피가 들어있지만, 자극성
하제 성분이 함께 들어있다는 점에서 좋은 선택지라고 볼 수
없어요. 식이성변비에 자극성하제인 센나 또는 비사코딜을
섭취하면 복통만 심해질 수 있거든요. 그러니 다이어트 중에

아락실과립은 가급적 피해주세요.

대변이 뚝뚝 끊기고 대장의 경련통으로 복통이 따라오는 경우라면 팽윤성하제에 트리메부틴 같은 위장관운동조절제를 함께 드시길 추천드려요. 빠른 효과를 원하시면 삼투성하제로 마그네슘제제인 마그밀도 좋아요.

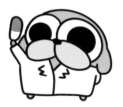

변비에 치질까지 있는 경우에는 변이 커지고 자극적이면 더 고통스러울 수 있어요. 그럴 때는 기름 성분으로 변을 코팅해서 매끄럽게 나오도록 도와주는 연화성하제를 써야 해요. 도큐세이트 성분이 포함된 둘코락스에스, 세노비아에프, 메이킨큐 같은 제품들이 대표적이며, 이들은 대개 자극성하제인 비사코딜도 소량 포함하고 있어요.

임신 중 변비에는 팽윤성하제인 아기오 과립을 사용하는 게 좋지만, 복통이 너무 심하고 효과가 부족하다면 수산화마그네슘을 단기간 사용할 수 있어요.

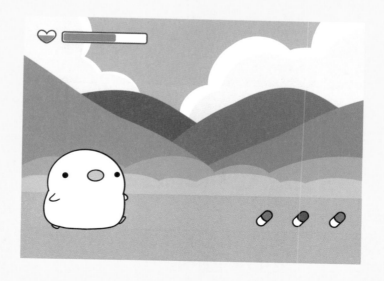

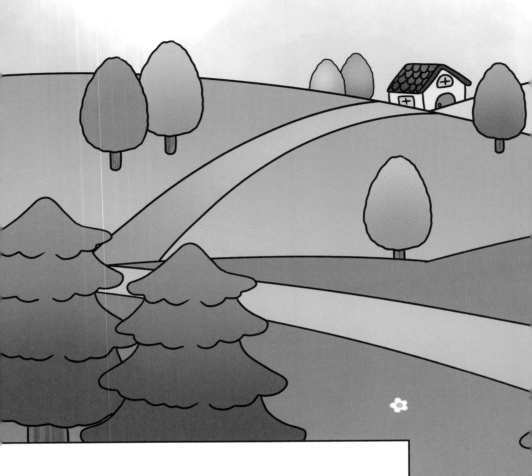

Chapter 5.
정신과 신체의 균형

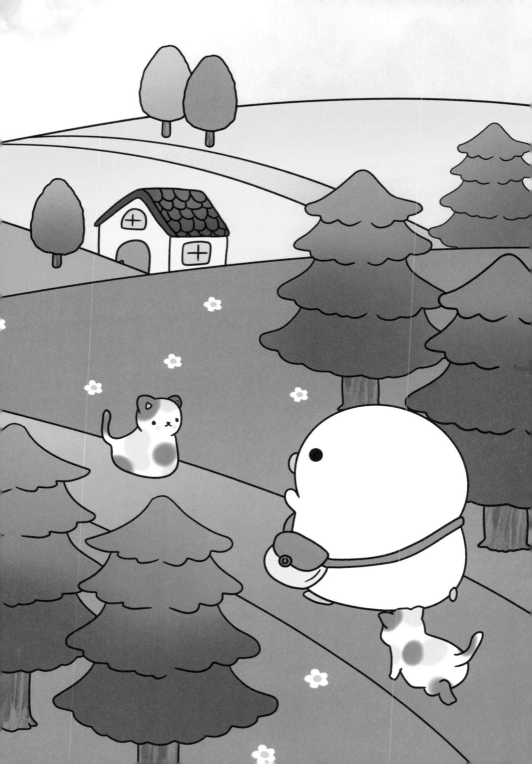

✚ 밤샘은 금물!
– 수면부족이 건강에 미치는 영향

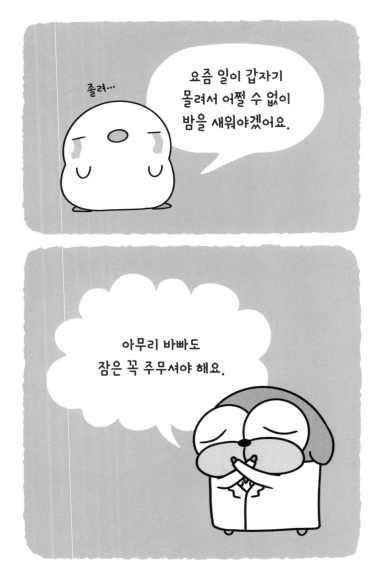

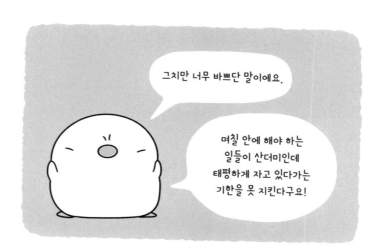

그럴 때조차 푹 자고 일어나서 일하는 게 더 효율이 높아요. 수면부족은 전두엽 기능을 떨어뜨리고 스트레스 호르몬 수치를 높여서 집중력과 업무 효율이 추락하는 원인이 돼요.

간혹 에너지 음료 마시면서 버티면 충분히 집중할 수 있다는 분들도 있지만, 사실 그건 정말 최악의 각성법이에요. 한밤중에 고카페인을 섭취하면 스트레스 호르몬인 코티솔과 심장박동을 높이는 에피네프린 수치가 올라가서, 결국 집중력은 떨어진 채로 잠만 못 자게 돼요. 게다가 에너지 음료의 당분 섭취로 인슐린 분비가 과하게 유도되면서 장기적으로 인슐린 저항성까지 키우는 길이에요.

수면부족은 인슐린 저항성을 유발해서 비만과 당뇨로 이어질 수 있어요. 연구에 따르면 수면시간이 짧을수록 CRP, SAA 같은 염증 인자들이 늘어나고, 당뇨병으로 이어지는 대사장애가 생겨요. 이렇게 발달한 인슐린 저항성은 수면 무호흡증의 강력한 원인 중 하나가 되기도 해요. 그러면 갈수록 수면의 질은 떨어지고, 불규칙한 생활 습관으로 인한 수면부족으로 혈당 조절의 항상성을 잃게 돼요. 이런 악순환을 반복하다 보면 기억력과 집중력, 인지기능이 떨어질 뿐 아니라 기분 장애를 일으켜 우울감과 불안이 높아지죠. 결국 굴레를 깨려면 수면장애를 해결해야 해요.

낮에 규칙적인 운동을 하면 밤에 수면의 양과 질에 도움을 주는 멜라토닌 분비를 활성화할 수 있어요. 하루 30분 이상, 주 5일 이상 빠르게 걷기만 해도 충분히 건강에 도움이 되거든요. 따로 시간을 내서 운동하는 게 어렵다면, 이동 간에 걸을 기회가 생길 때마다 하루치 걸음을 확보한다는 생각으로 자주 걷는 게 좋아요. 그리고 짠 음식이나 혈당 스파이크를 유발하는 음식과 너무 늦은 식사는 피해주세요.

✚ 처방전 없이 살 수 있는 수면제, 있을까요?
– 수면제와 수면유도제의 차이

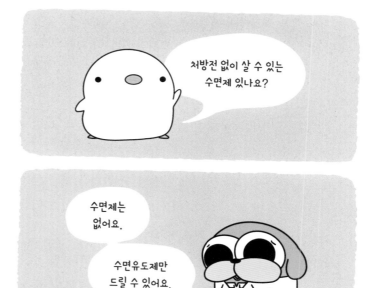

처방전 없이 살 수 있는 수면제 있나요?

수면제는 없어요.

수면유도제만 드릴 수 있어요.

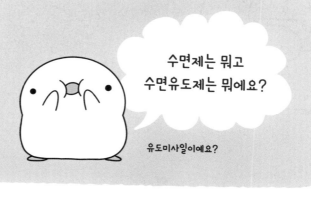

수면제는 뭐고 수면유도제는 뭐에요?

유도미사일이예요?

수면유도제는 약국에서 처방전 없이 살 수 있는 일반의약품이에요. 전문의약품인 향정신성의약품들에 비해 효과가 강하지 않아서 일반의약품으로 분류되고, 이름에도 '유도'가 붙죠.

처방전이 필요한 전문의약품은 오남용 위험이 커서 마약류 관리법에 따라 따로 관리하고 있어요.

수면제는 오남용 위험이 있기 때문에 1회 처방 시 급여 처방이 인정되는 양이 제한되어 있어요. 졸피뎀 계열의 스틸녹스정이나 졸피드정은 4주 이내, 트리아졸람 계열의 할시온정 또는 트리람정 등은 3주 이내로 처방할 수 있어요. 수면제의 허가사항에도 불면증의 '단기' 치료라고 명시되어 있을 만큼 수면제를 장기간 복용하는 것은 권장하지 않아요.

수면제보다 효과는 약하지만, 수면유도제를 사용할 수도 있죠. 수면유도제 역시 보조적으로 단기간만 사용하는 게 좋아요. 수면유도제는 대부분 원래 알레르기 치료를 위해 만들어진 1세대 항히스타민제예요. 이런 알레르기약들은 뇌로 들어가서 졸음을 유발하는 부작용이 있었는데, 이 부작용을 역으로 활용해서 수면을 도와주는 약으로 재활

용한 거예요. 이런 약물들은 입 마름, 배뇨 장애, 녹내장 악화를 유발하는 항콜린 작용을 함께 일으키기 때문에, 특히 고령자나 기저 질환이 있는 분들은 주의해야 해요.

수면유도제를 사용했다가 약효가 약했던 경험이 있거나, 다음 날 업무에 지장이 있을 정도로 수면의 질이 좋지 않았다면 수면유도제의 진정 효과가 느리게 나타나고, 반감기가 길어서 몸에 오래 남아있기 때문이에요.

잠들기 직전에 먹는 것으로는 금방 효과를 보기 어려우니, 최소한 잠자기 1~2시간 전에 드시는 것이 좋아요. 그리고 다음 날 피곤하지 않도록 반감기가 긴 독시라민 계열보다는 디펜히드라민 계열의 수면유도제를 추천해요.

전문의약품인 스틸녹스정처럼 빠르게 작용하는 수면제에 익숙한 분들에게는 수면유도제를 먹을 때, 수면제를 먹었을 때보다 더 일찍 복용할 것을 권장하고 있어요.

항히스타민제 계열이 아닌 생약 계열의 일반의약품 수면유도제로는 길초근과 호프가 들어간 레돌민정과 산조인이 들어간 산조인탕엑스가 있어요. 이들 제품은 진정 효과가 있는 것으로 알려진 천연물 성분으로 구성되어 있거든요. 그래서 다른 수면유도

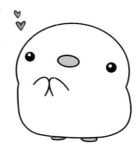

제만큼의 효과가 있지만, 생약 특유의 지독한 냄새가 나기 때문에 젊은 환자분들은 큰 거부감을 느낄 확률이 커요. 코가 민감한 분들에게는 추천하지 않고, 비교적 나이가 많으셔서 항콜린성 약물 부작용이 위험할 수 있는 분들에게 권해드려요.

 수면제와 수면유도제의 차이

제품	분류	성분	반감기	허가사항, 효능 및 효과
졸피드정 10mg	전문의약품	졸피뎀타르 타르산염	2.5시간	성인 불면증의 단기 치료
슬리펠정 25밀리그램	일반의약품	디펜히드라 민염산염	2.4 ~ 9.3시간	일시적 불면증의 완화
레돌민정	일반의약품	호프·길초근 건조엑스	-	1. 수면유도 및 수면 유지 2. 수면시 불편함 해소
경방산조인 탕엑스과립	일반의약품	지모, 천궁, 감초, 복령, 산조인	-	심신이 피로하고 허약하여 잠을 자지 못하는 경우

➕ 약 없이 숙면하기
– 식탁에서 시작하는 건강한 수면법

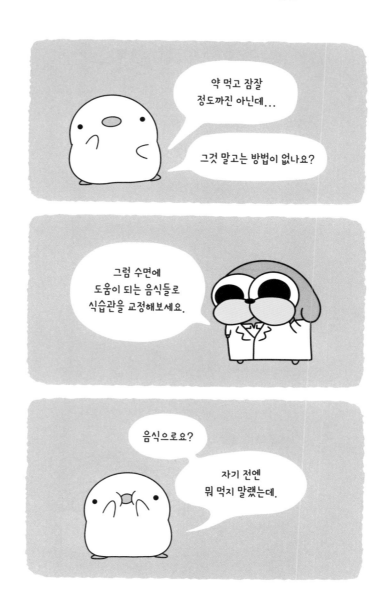

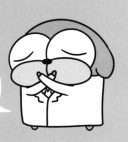

자기 전엔 물론
안 드셔야죠.

제가 말씀드리는 건
평소 낮에 먹는 음식이에요.

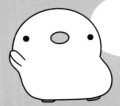

어떻게 먹는 게
좋은데요?

수면 호르몬인
멜라토닌 생성을 돕는
식습관으로 바꿔보세요.

세로토닌과 멜라토닌은
트립토판이란 아미노산으로부터
합성되기 때문에 트립토판이 풍부한
음식을 먹고, 수면을 방해하는 음식을
줄이면 수면위생에 도움이 돼요.

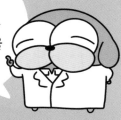

잠이 잘 오지 않아서 불편을 겪고 있지만,
약으로 해결하는 것에 부담을 느끼는 분들은
우선 낮에 규칙적인 운동을 하고 잠들기 전
스마트폰 사용을 줄이는 등 생활 습관을 개선해보세요.
여기에 위에 말한 식품들을 식단에 추가하면
더욱 효과적일 거예요.

트립토판과 마그네슘이
풍부한 호두, 마그네슘과 칼륨이
많은 바나나, 멜라토닌이 많은
타트체리가 좋아요.

키위, 귀리, 렌틸콩 등도
불면증 개선에 도움이
된다고 해요.

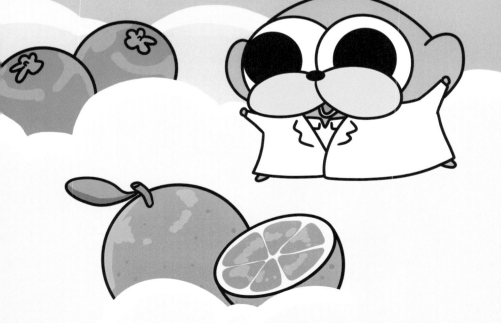

개운한 아침을 위한 테아닌
– 카페인 부작용 없이 집중력 높이기

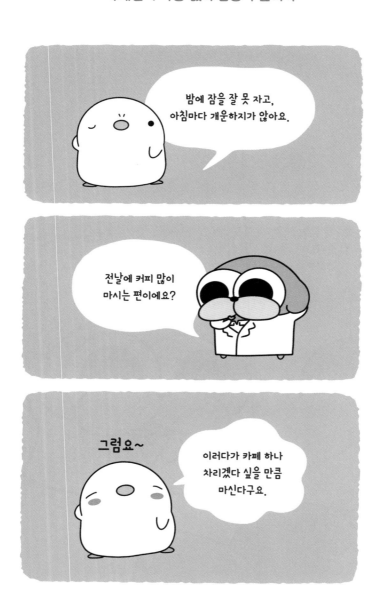

다들 카페인 섭취를 줄이는 게 건강에 좋다는 걸 알지만, 현대인의 체력 포션인 아메리카노를 끊기는 쉽지 않죠.

그런데 바로 그 카페인이 밤 시간에 수면의 양과 질을 떨어뜨리고 있어요. 매일 아침 자도 자도 피곤하다고 느끼는 건 밤중에 수면의 질이 좋지 않기 때문이에요. 잦은 카페인 섭취는 수면 시간을 짧게 만들 뿐 아니라 깊은 수면 상태에 들어가지 못하게 방해해서, 같은 시간을 자도 카페인 없이 편하게 잘 때보다 피로 회복이 더 느려요.

카페인을 줄이지 못하겠다면 테아닌이 도움이 될 수 있어요. 테아닌은 수면을 직접 유도하지는 않지만, 카페인에 의한 수면 방해 효과를 억제하면서 수면의 질을 높여줘요. 연구에 따르면 테아닌은 카페인 때문에 수면 중 깨는 시간이 늘어나는 것을 막아주고, 신경을 이완시켜 긴장과 불안감을 풀어준다고 해요. 하루 200mg의 테아닌을 섭취하면 불안감이 해소되어 다음 날 아침에 개운하게 일어날 수 있어요. 낮에 커피를 많이 마시는 직장인과 학생들의 숙면에 좋은 선택이 될 수 있겠네요.

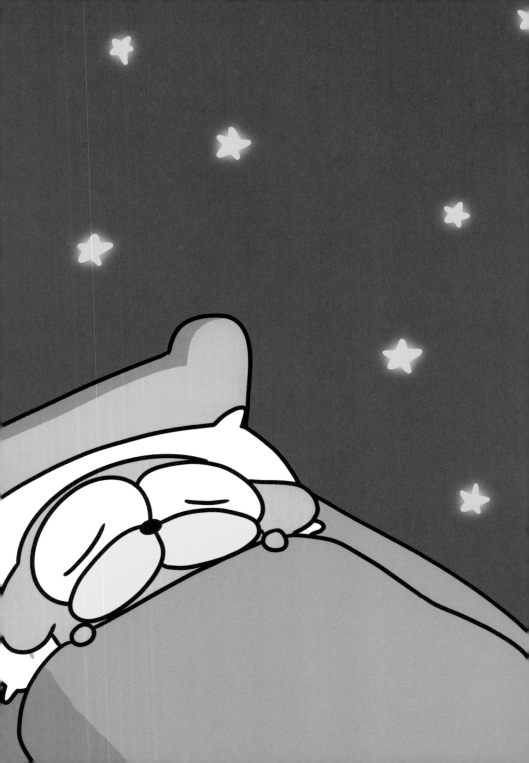

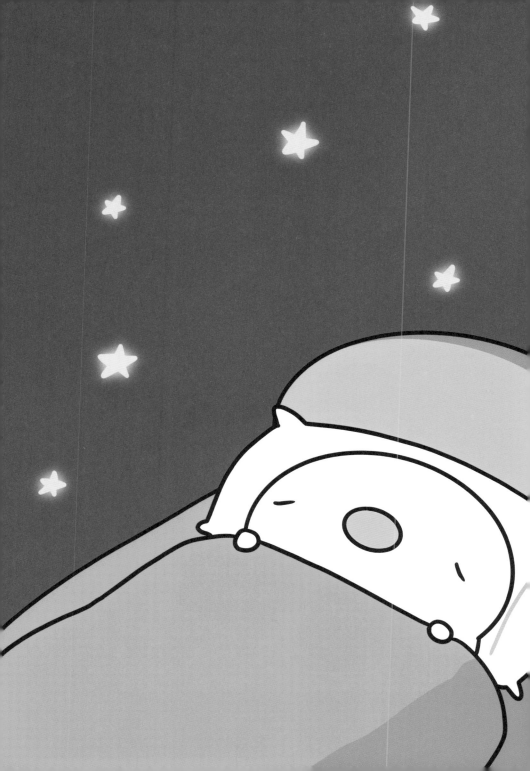

✚ 면접 볼 건데 너무 떨려요
– 우황청심원과 인데놀의 긴장 완화 효과

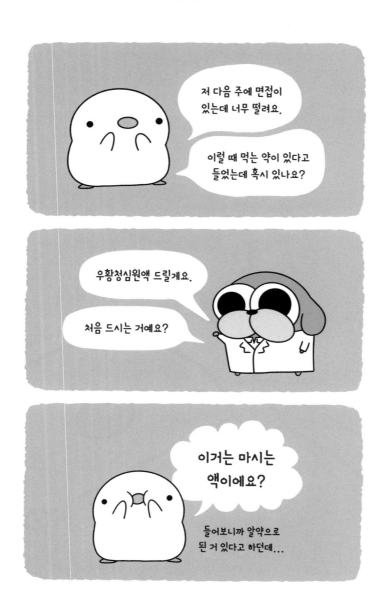

시험을 앞두고 긴장될 때는 크게 두 가지 약이 도움이 돼요. 하나는 약국에서 살 수 있는 우황청심원이나 천왕보심단 같은 액제이고 다른 하나는 병원에서 허가사항 외 사용 처방을 해주는 인데놀정이에요.

프로프라놀롤 성분의 인데놀정은 원래 심장 박동을 줄여 혈압을 낮추는 고혈압약입니다. 교감신경 신호를 차단하기 때문에 심박수가 떨어지고 긴장이 완화되죠. 중요한 시험이나 면접을 앞두면 스트레스로 교감신경이 활성화되면서 심장이 쿵쿵 뛰고 숨이 차고는 해요. 인데놀정은 이런 증상을 효과적으로 억제해줘서 일명 면접약으로 불리며 많이 처방되고 있어요.

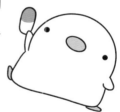

프로프라놀롤은 심장에만 작용하는 것이 아니라 기관지에도 작용해요. 이 부작용으로 기도가 좁아질 수 있으므로 천식 등 호흡기 질환이 있는 사람은 사용하면 안 돼요. 면접약을 처방받으러 병원에 갈 때는 꼭 어떤 질환이 있는지, 어떤 약을 먹고 있는지 이야기해주세요.

우황청심원은 생약 성분 일반의약품으로, 과거에는 환 형태로 많이 이용했지만 최근에는 마시는 액제가 더 익숙하죠. 허가사항에는 뇌졸중, 고혈압, 두근거림, 정신불안 등에 사용한다고 쓰여있지만, 실제 약국가에서는 놀란 마음을 진정하려고 찾는 분들이 많아요. 핵심 성분은 사향과 우황이고 넓게 보면 L-무스콘과 영묘향까지가 진정 효과를 나타내는 유효 성분이라고 볼 수 있어요.

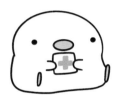

약국에서 "청심환 주세요"라고 하면 일반적으로 우황청심원을 챙겨줄 거예요. 하지만 우황청심원이 다 같은 건 아니에요. 실제로 다양한 제품이 있고, 성분과 효능에도 차이가 있을 수 있거든요.

주로 핵심 성분인 우황과 사향이 얼마나 많이 함유되어 있는지에 따라 고함량인 원방, 저함량인 변방으로 나뉘어요. 특히 원료 중에서도 사향이 비싸서 영묘향이나 합성 L-무스콘으로 사향을 대체한 제품들도 있어요.

생약은
비슷해 보여도 제품별로
차이가 있을 수 있어요.

그러니 중요한 날의
디데이 전이라면 미리 체질에
맞는지 확인해보는 게 좋아요.

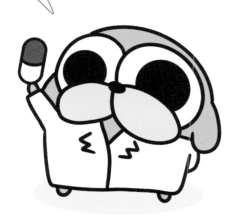

✚ 신경 안정에 도움을 주는 마그네슘
– 현대인들이 놓치고 있는 영양소

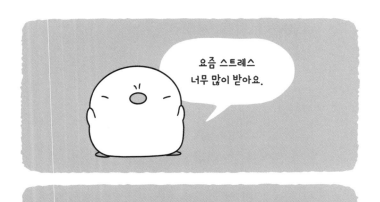

요즘 스트레스
너무 많이 받아요.

밤에 잠은
잘 주무세요?

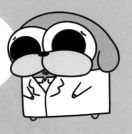

아뇨. 너무 바쁘니까
야근도 늘고...

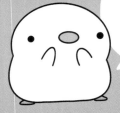

집 들어가면
빨리 씻고 자야 하는데,
아무것도 못 하고 잠들어버리면
시간이 아까워서 폰 붙잡고
있다가 자요.

일상에서 오는 스트레스를 이겨내려면 질 좋은 수면이 필요해요. 질 나쁜 수면이 이어지면 신경이 예민해지고 불안감이 높아져서 스트레스에 민감한 상태가 돼요. 스트레스와 불면은 함께 따라다니죠. 자도 자도 피곤한 현대인의 밤을 보면, 스마트폰을 들고 스크린 빛을 보다가 뒤늦게 잠이 들어요. 잘 준비를 할 때부터 핸드폰은 멀리 두는 게 좋아요. 스크린에서 나오는 빛이 수면을 방해하거든요.

그래도 힘들다면 저녁에 마그네슘을 기준으로 300mg 정도 먹는 걸 추천해요. 마그네슘이 부족하면 피로감이 심해지고, 스트레스와 불안이 커질 수 있어요. 마그네슘은 흥분성 신경전달 물질 분비를 줄이고, 억제성 신경전달물질인 GABA 수용체의 작용을 도와서 불안을 가라앉히고 스트레스를 줄여줘요.

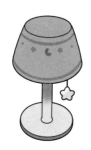

마그네슘은 주로 잎채소나 견과류 및 곡류 섭취를 통해 섭취할 수 있지만, 가공식품 소비가 늘어나면서 현대인들은 만성적인 마그네슘 결

핍에 쉽게 노출돼요. 게다가 현대 농업 방식의 변화로 인해 과거보다 농작물에 함유된 마그네슘이 부족하다는 연구 결과도 있구요. 최근 많이 피곤하고, 잠을 잘 못 자거나 신경이 예민해졌다면, 저녁에 마그네슘을 섭취해보세요.

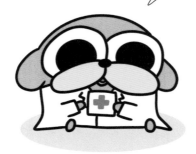

연구에 따르면, 마그네슘 보충제를 16주간 섭취한 그룹에서 두통 빈도가 유의미하게 감소했다고 해요.

또 다른 연구에서는 마그네슘 섭취가 부족한 사람들에게서 우울증이 발생할 위험이 22% 높았다고 보고되기도 했어요.

✚ 근력을 키우고 싶다면 마그네슘
– 운동 효과를 극대화하는 비결

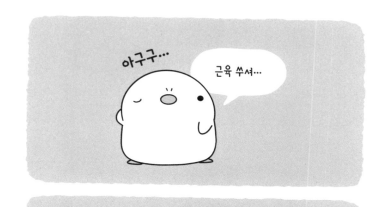

아구구...

근육 쑤셔...

어제 좀
무리하셨나 봐요.

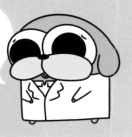

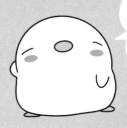

아유, 상체 운동하는
날이어서 팔이랑 등
근육이 쑤셔요.

그럴 때도 마그네슘이
도움이 돼요.

운동 후 근육 긴장과
통증에 마그네슘 보충제가
효과적이라는 연구 결과가
다수 보고되었거든요.

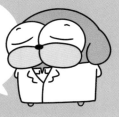

진통제도 아니고
마그네슘으로 그게
된다구요?

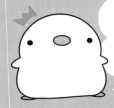

물론 근이완제와 소염진통제로
약물 치료하시는 게 먼저예요.

그렇지만 근력 운동이나
육체노동 등 주기적으로 육체 피로를
느끼는 분이라면 마그네슘 영양제를
꾸준히 챙겨봅시다.

다양한 근육 관련 통증을 빠르게
회복될 수 있도록 도와줄 거예요.

마그네슘은 근육통, 신경통, 편두통에 도움
을 주고, 진통제 사용량을 줄이면서 통증을
완화할 수 있도록 돕는다는 긍정적인 연구

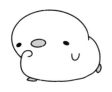

결과들이 있어요. 마그네슘은 신경계에서 NMDA 수용체를
막아 통증 신호 전달을 줄이고, 신경이 통증 신호에 너무 예
민해지지 않도록 안정시키는 역할을 해요. 이 덕분에 근육통
뿐 아니라 다양한 통증과 긴장 완화에 도움을 줘서 몸 컨디
션을 가볍게 유지할 수 있죠. 하루 300mg 이상의 마그네슘
을 보충하면 운동 후 근육 회복에 도움이 돼요. 꾸준히 근력
운동을 하면서 근성장을 목표로 하는 분들에게 특히 좋죠.

　다만 마그네슘이 흡수되지 않고 장에 남으면 설사를 유발
하니 과도하게 섭취하지 않도록 주의하세요. 이 부
작용은 개인차가 크기 때문에 섭취 후 장이
예민하게 반응하는지 확인하고, 설사 부
작용이 있다면 낮이 아니라 자기 전에 섭
취하길 바라요.

✚ 집중력 저하, 기억력 감퇴
– 운동과 수면으로 건강하게

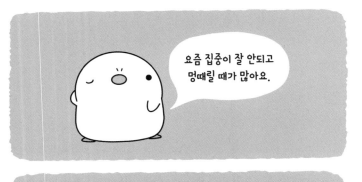

요즘 집중이 잘 안되고
멍때릴 때가 많아요.

코로나19 이후에 집중력이
떨어지고 기억력이 약화되면서
일상생활 중에 자주 멍해지는 사람들이
계속해서 보고되고 있어요.

그 기분 이해하죠.

명확히 구분할 수 있는 것은 아니지만,
이런 증상을 브레인포그라고 부르기도 해요.

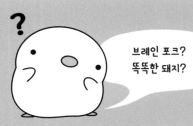

브레인 포크?
똑똑한 돼지?

최근 '브레인포그'라는 말이 자주 사용되고 있어요. 브레인포그는 무언가를 자주 깜빡하거나 집중을 유지하기가 어렵고 멍해지는 등의 인지 장애 증상을 의미해요. 머리에 안개가 낀 것처럼 집중력이 흐려졌다는 말이죠. 이 단어는 코로나 팬데믹 이전에도 사용되었지만, 우리나라에서 주목받기 시작한 건 2020년부터예요. 브레인포그는 수면 부족이나 스트레스로 일시적으로 발생하기도 하고, 항암치료 이후에 생기기도 하는데요. 최근에는 코로나 감염 이후에 발생했다는 사례들이 보고되고 있어요.

일상을 불편하게 만드는 브레인포그, 어떻게 극복할 수 있는지 연구에 따른 구체적인 방법들을 알려드릴게요.

1. 빛에 노출되지 않고 적절한 수면을 취하기
2. 심폐기능을 향상할 수 있는 규칙적인 운동하기
3. 장내미생물을 건강하게 만들기 위해 균형 잡힌 식사하기
4. 부작용 주의! 도파민 생성을 보조하기 위한 L-타이로신 섭취하기

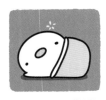

1번과 2번부터 볼게요. 충분한 수면과 규칙적인 운동은 인지 기능 향상에 도움을 준다고 알려져 있어요. 하지만 여기에 맹점이 있어요. 같은 운동이라도 잠들기 직전에 하는 격한 운동은 오히려 잠을 방해할 수 있어요. 운동은 환한 낮에 하는 게 좋아요. 오후에 햇빛을 받으며 야외에서 운동을 하면 멜라토닌 분비를 촉진돼서 수면의 질과 양을 늘릴 수 있거든요.

3번은 아직 더 연구되어야 하는 주장이에요. 브레인포그 현상이 장내미생물의 불균형으로 인해 장에서의 세로토닌 생성이 망가지면서 발생한다는 연구가 있거든요. 적절한 식이섬유와 단백질, 발효 음식 섭취로 건강한 장내미생물이 정착할 수 있도록 하면 도움이 될 수 있어요.

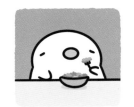

4번 방법은 부작용 위험이 있어서 추천하지 않아요. 안전하게 먼저 시도해볼 수 있는 생활습관 교정이 아닌 보충제 섭취로 브레인포그를 해결하려고 하는 건 위험할 수 있어요. 꼭 주의해야 한다는 경고와 함께 한 가지만 간단히 소개할게요.

바로 L-타이로신이에요.

신경정신피로에 L-타이로신을 섭취하면 도움이 되는데, 이는 타이로신이 도파민, 노르에피네프린, 에피네프린 등 신경전달물질을 만드는 재료이기 때문이에요. 도파민 합성이 부족해서 나타나는 증상이라면 타이로신 보충제가 도움이 될 수 있어요.

다만, 타이로신을 과다 섭취하면, 도파민을 비롯한 카테콜아민 합성 경로의 불균형을 가져와서 또 다른 기능 장애를 가져올 수 있어요. 다다익선이 아니라는 점을 꼭 기억하세요.

아니야...

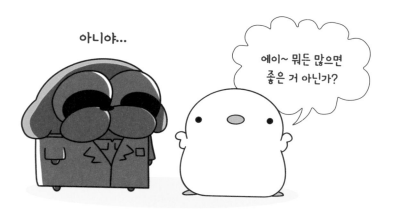

에이~ 뭐든 많으면 좋은 거 아닌가?

✚ 우울증약, 효과 좋은 Top5
& 부작용 적은 Top5

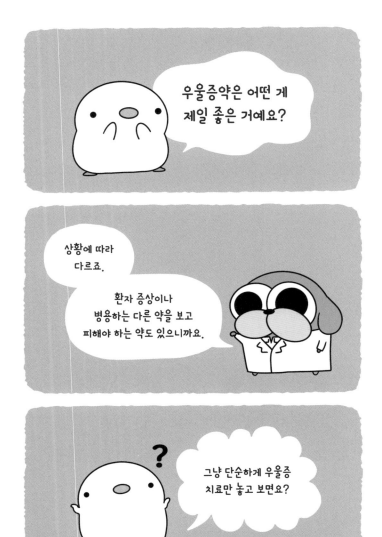

어떤 약이 더 좋은지 우열을 가리는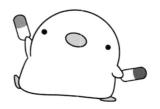
건 단순화하기 어려운 문제예요. 환
자 개개인별로 조건이 다르기 때문
에 일반화해서 이야기하기 어렵거든
요. 여기서 소개할 대규모 메타 분석 연구는 여러 객관적인
임상시험들을 종합해서 많은 수의 환자에게서 얻은 데이터
를 종합한 결과예요.

2009년, 세계 최고 권위의 국제 의학 학술지《랜싯The
Lancet》에 12가지 항우울제의 성인 우울증에 대한 효과와 내
약성, 즉 환자가 약을 받아들이는 정도를 비교한 메타분석 연
구가 게재됐어요. 이때 당시에는 117개의 무작위배정, 이중
눈가림 임상시험을 체계적으로 종합해서 25,928명의 데이터
로부터 효과와 부작용 순위를 도출했죠. 그로부터 9년 뒤, 연
구팀은 연구 범위를 확대해서 21가지 항우울제, 522개 임상
시험과 116,477명을 새로 분석했어요. 각 임상시험에서 표준
화된 우울증 평가 척도로 시험자가 환자를 평가한 점수를 근
거로 항우울제의 효과를 비교했어요. 내약성, 즉 환자가 약을

얼마나 잘 받아들이는지에 대해서는 환자가 도중에 시험 약물 투여를 중단한 비율을 사용했어요. 그 결과 중 일부를 인용해서 표로 정리하면 다음과 같아요.

성인 우울증에 효과적인 약 TOP 5

순위	약물	상품명
1	아미트리프틸린	에트라빌, 에나폰
2	미르타자핀	레메론정, 밀타, 미르탁스, 미르젠탁
3	둘록세틴	심발타, 드록틴
4	벤라팍신	이팩사, 코팩사
5	파록세틴	팍실, 파록스

성인 우울증 환자가 복용하기 편한 약 내약성 비교 분석

순위	약물	상품명
1	아고멜라틴	아고틴
2	플루옥세틴	푸로작, 푸록틴, 폭세틴

순위	약물	상품명
3	에스시탈로프람	렉사프로, 뉴프람, 에프람
4	네파조돈	국내 없음
5	시탈로프람	국내 없음

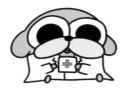

실제로 우리나라에서도 부작용이 적고 깨끗한 약일수록 환자와 의사 모두 선호한다는 데이터가 있어요. 우울증 치료에서 중요한 건 약을 도중에 갑자기 중단하지 않고 꾸준히 복용하는 거니까요. 그래서 내약성이 우수한 약을 선택해서 환자가 약물치료에 대해 거부감을 느끼지 않도록 하는 게 좋아요.

주의해야 할 점은 위와 같은 메타분석 결과가 모든 환자에게 동일하게 적용되지 않는다는 거예요. 정신과 의사 선생님이 처방할 때는 더 다양한 요인들이 영향을 미치고, 환자별로 잘 맞는 약이 다를 수 있어요. 무작정 연구 결과 반응률이 더 높은 약이 더 강하고 좋다고 할 수는 없습니다.

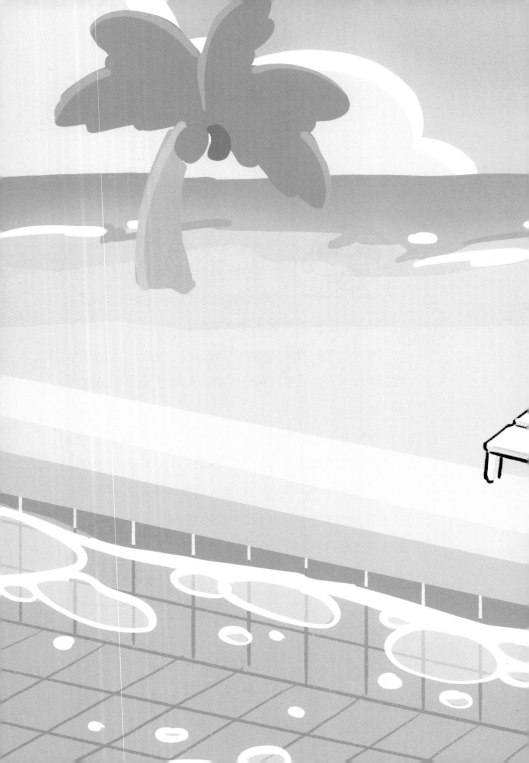

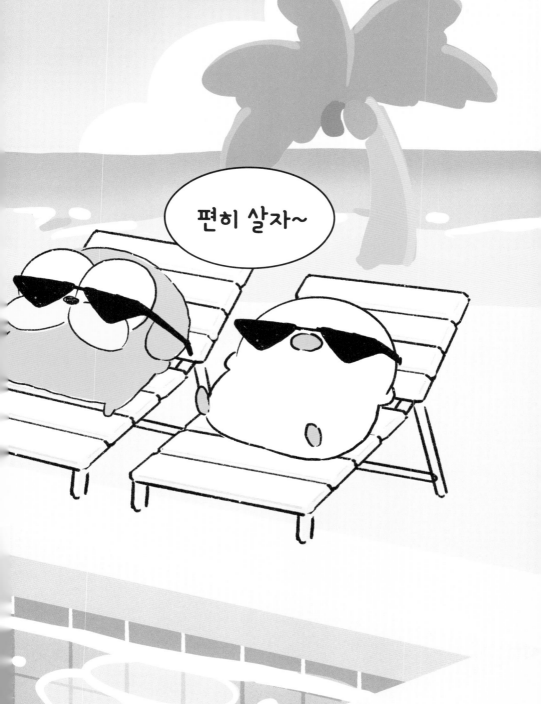

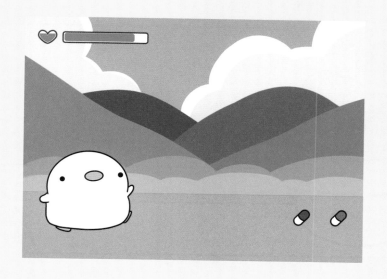

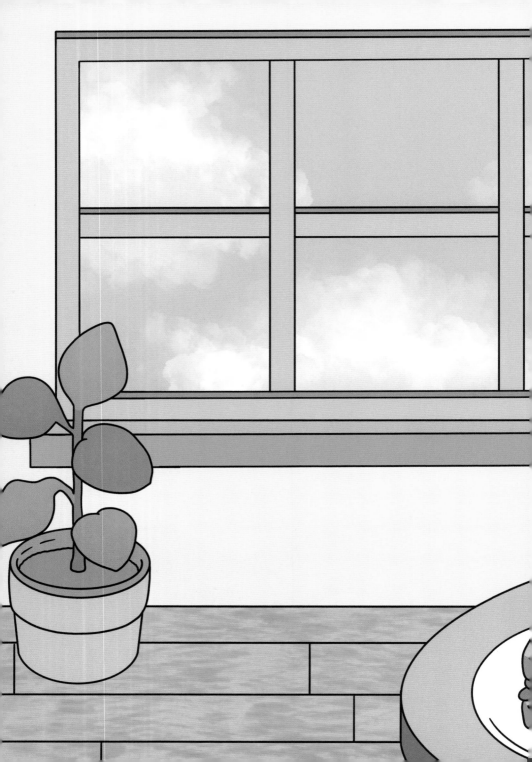

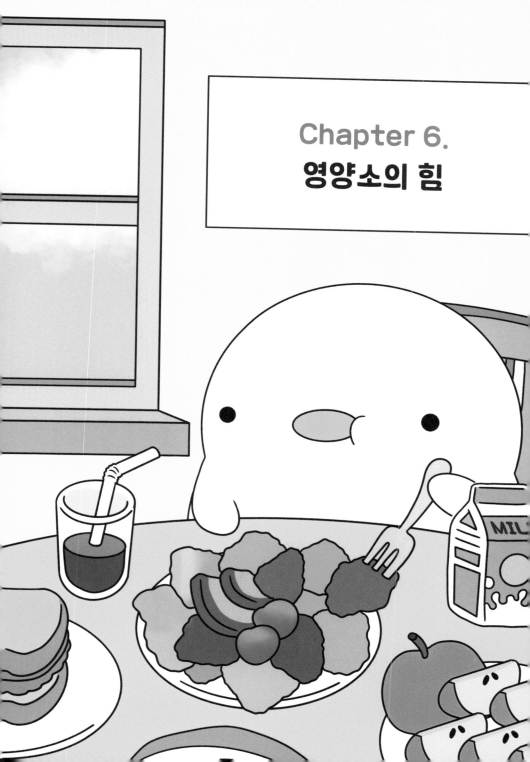

Chapter 6.
영양소의 힘

✚ 콜레스테롤약 드시고 계세요?
– 스타틴의 부작용과 해결책

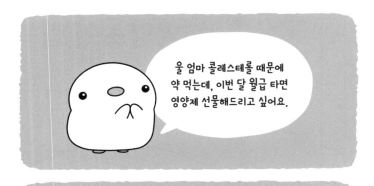

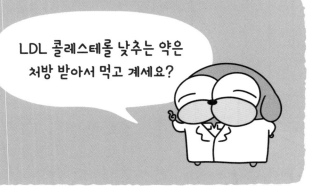

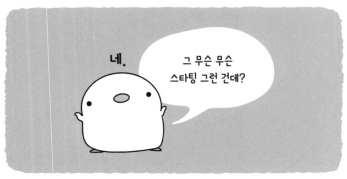

고지혈증으로 스타틴 계열 약을 오래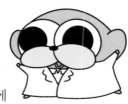
먹고 계신 분들이 많아요. 로수바스타
틴, 아토르바스타틴 같은 약들은 간에
서 콜레스테롤 합성에 관여하는 효소를 억제해요. 이런 약들
은 심혈관질환을 예방해서 심근경색이나 뇌졸중 위험을 낮
추는 고마운 약이지만, 대표적인 부작용으로 근육에 독성을
일으킬 수 있어요.

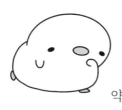
통계적으로 스타틴 복용 환자 중 5~7%
에게서 근육통과 근육병증이 나타난다고
해요. 하지만 평소에 근육통이 걱정된다고
약을 안 먹기에는 스타틴 복용으로 예방되는
심혈관계 질환의 이점이 훨씬 커요. 약을 드셔서 콜레스테롤
조절하시는 게 전체적으로 더 이득이죠.

만약 근육 부작용으로 불편함을 겪었다면 의사에게 이야기
하고 다른 종류의 스타틴으로 약물을 변경해볼 수 있어요.

스타틴의 근육 부작용을 근본적으로 해결할 방법은 아직
없지만, 오랜 기간 스타틴을 복용해오신 분들께는 코큐텐(유

비데카레논)을 추천해요. 스타틴이 콜레스테롤 합성을 억제하는 과정에서 부작용으로 코큐텐 합성도 억제되거든요. 코큐텐은 비급여 처방약으로 나오기도 하고, 건강기능식품으로도 구할 수 있어요.

스타틴으로 인한 근육병증에 코큐텐이 효과 있을 거란 가설은 오래전부터 제기되어 왔어요. 다수의 무작위 배정 임상시험을 종합 분석한 메타분석 연구에서 코큐텐 보충제가 스타틴 복용 환자의 근육 관련 증상을 개선할 수 있다는 결론이 나오기도 했죠.

하지만 아직 임상에서 확보한 근거가 뚜렷하지 않아서 강력하게 추천하기는 어려운 수준이에요. 고콜레스테롤혈증으로 스타틴을 오래 복용하신다면 영양보조요법으로 코큐텐 섭취를 고려해볼 만하지만, 이런 한계점도 알고 계시길 바라요.

✚ 당뇨병 전단계, 어떤 영양제가 좋을까?
– 바나바잎과 크롬

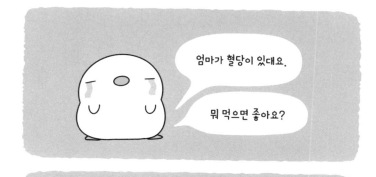

엄마가 혈당이 있대요.

뭐 먹으면 좋아요?

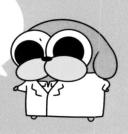

당뇨가 있다면
영양제가 아니라 병원 가셔서
치료제를 처방받는 게 맞아요.

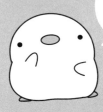

아니, 그게 병원에서
혈액 검사해보고
나온 건데요.

의사 선생님이
아직 약 먹을 단계는
아니라고 하셔서요.

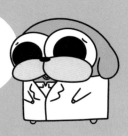

아직 당뇨는 아니시고
전 단계라는 말씀이시죠?

네~

병원에서
약을 처방 안 해주는데
혈당이 좀 높으면 어떻게
관리해야 해요?

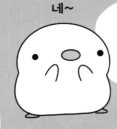

당뇨병 전단계에
실제로 효과가 있는
방법 중에 가장 뚜렷한 건
체중 감소예요.

혈당 스파이크를
유발하는 음식을 피하고
규칙적인 운동으로 체중만
감량해도 개선돼요.

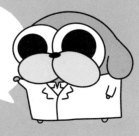

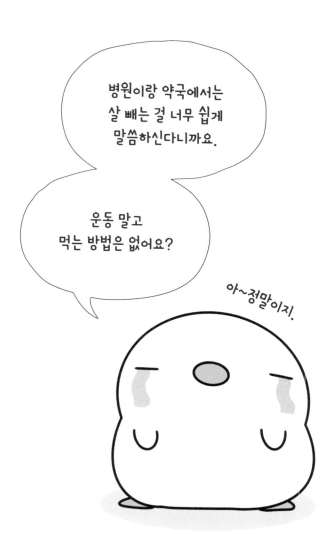

기본적으로 당뇨 전단계 혈당 관리에는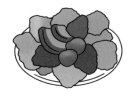
영양제보다 식단과 운동을 먼저 추천
해요. 하지만 몇 가지 혈당 조절에 도움
이 되는 성분들도 몇 가지 있어요.

우선, 바나바잎추출물에 들어있는 코로솔산이 식후 혈당
감소에 도움이 될 수 있어요. 바나나가 아니라 바나바예요.
바나바잎의 코로솔산은 식사 후 남는 당이 혈관에서 놀고 있
지 않도록 근육이나 지방세포로 들어가 쓰이거나 저장되도
록 도와줘요.

2형 당뇨 쥐를 연구한 결과, 바나바잎의 코로솔산이 근육
과 지방세포에서 혈당을 흡수하는 통로인 GLUT4가 세포 표
면으로 이동해 일할 수 있게 유도하는 효과가 있다고 해요.

식약처에서 권장하는 일일섭취량은 코로솔산으로 0.45~
1.3mg이에요. 그래서 코로솔산 1.3mg에 용량을 맞춘 건강
기능식품들이 많이 나와 있죠. 그중에서도 크롬 성분이 섞인
제품을 선택하면 더 좋아요.

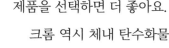

크롬 역시 체내 탄수화물, 지방,
단백질 대사에 관여하는 기능성
원료예요. 정확한 작용 방식은 알려
지지 않지만, 인슐린이 제대로 작동

하도록 도와줘요. 혈중 크롬이 부족하면 인슐린 저항성이 생기게 돼죠. 크롬이 부족한 사람은 식품이나 주사로 보충해줘서 인슐린 감수성이 정상화되도록 해줘야 해요.

주의사항이 있어요. 약물 치료가 필요한 당뇨 환자가 혈당 조절제를 놔두고 바나바잎 추출물로 혈당을 관리하려고 하면 안 돼요. 이런 기능성 원료는 저혈당 위험이 없는 당뇨 전 단계 건강인에게 추천하는 보조요법으로만 생각하셔야 해요.

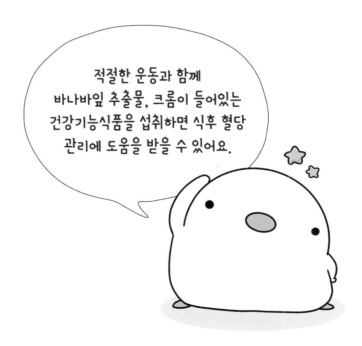

적절한 운동과 함께
바나바잎 추출물, 크롬이 들어있는
건강기능식품을 섭취하면 식후 혈당
관리에 도움을 받을 수 있어요.

✚ 밀크씨슬 영양제와 간 해독
– 간 건강의 수호자, 실리마린

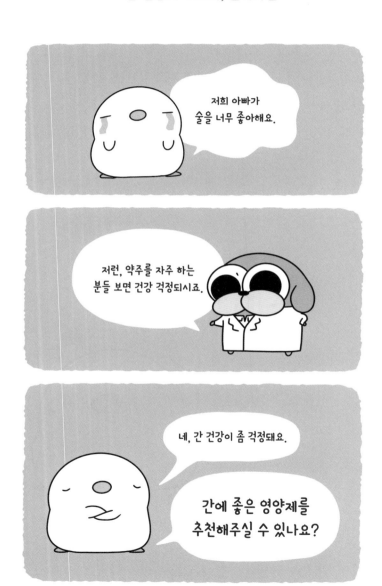

알코올성 간 손상에는 실리마린 성분이 좋아요. 직간접적으로 산화스트레스를 줄여줘서 간세포가 활성을 유지한 채 생존할 수 있게 도와주거든요.

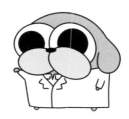

밀크씨슬추출물에 들어있는 실리마린은 간 기능 개선 효과가 입증된 성분이에요. 추출물을 섭취해도 핵심 성분들이 빠르게 분해되거나 담즙, 소변으로 제거돼서 몸에 남는 양이 적다는 게 흠이지만요.

실리마린 흡수율을 높이는 방법들이 있어요. 실리마린은 지용성이라서 지방에 잘 녹는데, 이를 이용해서 레시틴과 함께 먹으면 흡수율이 올라가요. 또는 실리마린의 용해도를 개선한 특수 공법이 적용된 제형도 있으니 흡수율이 개선된 제품을 선택하면 좋아요.

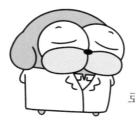

시중에 파는 일반 영양제보다는 의약품이 효과가 확실해요. 예를 들어, 레가론캡슐140은 일반의약품이라 온라인으로 구매할 수는 없지만, 실리마린 흡수율

과 함량을 모두 높인 제품이라 일반 영양제보다 더 도움이 될 수 있어요. 이들 원료는 항산화 작용으로 간세포 생존율을 높이거나 간 단백질 합성을 촉진해서 간세포가 기능을 잃고 섬유화되는 것을 억제하는 효과가 있어요. 하지만 해당 기능성 원료들은 대부분 천연물 추출물이라 다양한 생리활성 물질이 섞여 있죠.

자세한 성분과 분류는 다음 표에 정리해뒀어요.

건강기능식품 속 간 개선 관련 기능성원료

유형	기능성원료
고시형	밀크씨슬(카르두스 마리아누스) 추출물
개별 인정형	HK표고버섯균사체, L. plantarum LC27과 B. longum LC67의 프로바이오틱스 복합물(NVP-1702), 곰피추출물, 댕댕이나무열매추출분말, 도라지추출물, 레몬밤민들레추출복합물(LD100), 복분자추출분말, 새싹보리추출물(Rexcliver®), 유산균발효다시마추출물, 유산균발효마늘추출물, 표고버섯균사체추출물, 헛개나무과병추출분말

일반적으로, 건강기능식품보다는 간 기능 개선에 대한 근거가 확실한 일반의약품이 보조요법으로 더 효과적이에요.

이 경우, 약국에서 구입하거나 처방을 받아 구입하게 되므로, 전문가와 복용법에 관해 상담을 받을 수 있다는 점에서 더 안전하죠.

약국에서 구입할 수 있는 일반의약품에 대해서 자세히 알려드릴게요.

밀크씨슬추출물 성분 약국용 일반의약품

성분	실리마린 함량 •1정 당	제품	용법 용량 •성인 기준
카르두스마리아누스 추출물 50mg	35mg	신일실리마린정 35mg	1회 1~4정 하루 3회
카르두스마리아누스 추출물 339.4mg	140mg	레가론캡슐140	1회 1캡슐 하루 2~3회
카르두스마리아누스 추출물 200mg 및 비타민 B균	-	액티리버골드연질캡슐, 가네탑골드연질캡슐	1회 1캡슐 하루 3회

약사들이 추천하는 전설의 숙취 해소제
– 베타인과 아르기닌으로 간 보호하기

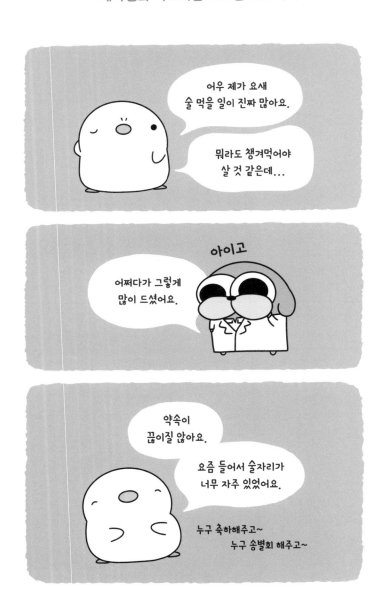

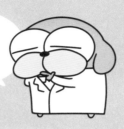

숙취해소제
드릴까요?

아 저 들은 게 있는데요.

유리를 깨서 먹는
숙취해소제가 있다던데.
그런 거 있어요?

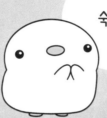

앰플 이야기하는 것 같은데요.

헤파토스시럽
드릴게요.

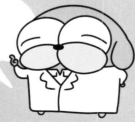

그런 형태의 앰플은 약국에서만 먹을 수 있는 의약품이라 약국 숙취해소제라고도 불려요. 약국에서 찾을 수 있는 일반의약품 제품으로는 가네톡액, 헤파토스시럽, 헤파로빈액 등이 있어요.

약국 숙취해소제 중에서도 대표적인 제품으로 헤파토스시럽이에요. 사실 이건 숙취해소 목적이 아니라 간질환 보조 치료제로 허가된 약이에요. 간에서 지방 대사를 촉진해주는 베타인과 간을 보호해주는 아르기닌이 들어있어서 음주 후 간 손상이 걱정될 때 많이 찾죠. 유리 앰플 제품은 앰플을 부러뜨려서 컵에 따라 마셔야 하는데, 유리 파편이 섞일까 걱정된다면 포에 들어 있는 제품을 선택하는 것이 좋아요.

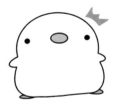

헤파토스의 주성분은 베타인, 베타인염산염, 아르기닌, 시트르산이에요. 베타인과 아르기닌이 함께 든 제품은 심혈관계 질환 위험이 높은 분들에게 좋은데, 두 성분 모두 혈관 건강에도 도움이 되기 때문이에요.

고단백 식사를 하면 대사 과정에서 호모시스테인이 생성돼요. 이게 해독되지 않고 쌓이면 혈관 손상을 일으켜 심혈관 질환의 원인이 될 수 있어요. 건강하다면 이 호모시스테인은 메티오닌이나 시스테인이란 무해한 아미노산으로 전환되며 해독되지만, 그렇지 않다면 주의해야 해요. 헤파토스의 베타인은 호모시스테인이 메티오닌으로 변하는 과정에 쓰여서 혈관 손상을 예방할 수 있어요.

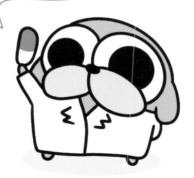

아르기닌은 혈관을 확장시키는 산화질소 생성에 필요한 아미노산이라 혈압 관리에도 도움이 돼요.

베타인과 아르기닌이 함께 든 간장약은 심혈관계 질환 가족력이 있거나 고혈압, 흡연 등 위험인자가 있는 분들에게 특히 좋아요.

✚ 건강을 위해 선택한 저염소금이 위험하다고?
– 고혈압약과의 치명적 상호작용

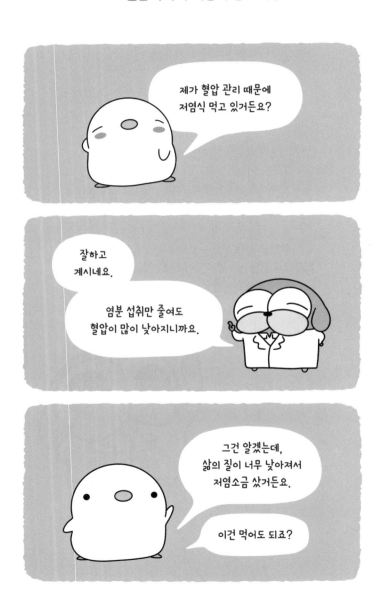

어느 날, 신장결석과 고혈압을 앓고 있던 74세 여성이 여러 차례 복통을 호소하며 응급실로 실려 왔어요. 검사 결과 여성의 심장이 아주 느리게 뛰고 있었어요. 이 여성은 매주 3일씩 투석을 받고 있었기 때문에 응급실 방문 전후 혈액검사 결과를 비교해보니 혈중 칼륨 농도가 이상하다는 사실이 금방 밝혀졌어요.

알고 보니 1/3이 염화나트륨, 2/3가 염화칼륨으로 이루어진 LoSalt라는 소금대체제품을 며칠 전부터 사용하기 시작했던 것이 원인이었죠. 하루 칼륨 섭취량을 2.4g 미만으로 줄이라는 권고와 함께 LoSalt 사용을 멈춘 여성은 그 후로 응급실에 실려와 응급 투석하는 일이 없어졌다고 해요.

저나트륨소금대체제LSSS는 나트륨염 대신 칼륨염이나 마그네슘염을 사용해서 짠맛을 내는 소금대체제예요. 국내에서는 '저염소금'이라는 이름으로 불리며 고혈압 환자의 저염식단에 좋다고 판매되고 있는데, 올바른 사용방법을 모르고 위험하게 섭취하고 계신 경우가 많아요.

어떤 경우에 저염소금을 피해야 하는지 알려드릴게요!

우선 기본적으로 저염소금 섭취는 권고사항이 아니에요. 이건 평소 짜게 먹던 분이 갑자기 저염식으로 전환할 때 포기하지 않도록 하기 위한 일시적인 대체재로 유행했던 거예요.

신장 기능 장애가 있거나 고혈압약 때문에 칼륨이 몸 밖으로 잘 배출되지 않는 경우에는 칼륨이 축적될 수 있어서 매우 위험해요. 과다섭취하면 칼륨 과다로 근육 마비나 심장질환이 생길 수 있어요. 신장이나 심장 기능이 떨어져 있다면 고칼륨혈증 위험이 더 크다는 걸 꼭 기억하세요.

고혈압약 중에는 소변으로 칼륨 배출을 늘리는 암로디핀 같은 약도 있지만, ~사르탄, ~프릴로 끝나는 약과 프로프라놀롤, 스피로노락톤, 아밀로라이드 등은 칼륨이 몸 밖으로 나가지 못하게 해요. 이런 약을 드시고 있다면 저염소금 섭취는 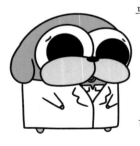무조건 피하세요. 고혈압약이 아니더라도, 나프록센이나 이부프로펜 같은 소염진통제를 자주 먹는다면 신장 기능이 떨어져 칼륨이 과다하게 남을 수 있으니 주의하세요.

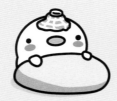

칼륨 수치를 높이는
대표적인 약들

- 💊 ~사르탄, ~프릴로 끝나는 이름의 고혈압약
  예) 텔미사르탄, 리시노프릴 등

- 💊 스피로노락톤, 에플레레논, 아밀로라이드 등
  칼륨을 보존시키는 이뇨제

- 💊 나프록센, 이부프로펜, 아스피린, 디클로페낙 등
  소염진통제

- 💊 만니톨

- 💊 시클로스포린, 타크로리무스

- 💊 트리메토프림, 펜타미딘

- 💊 프로프라놀롤

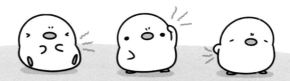

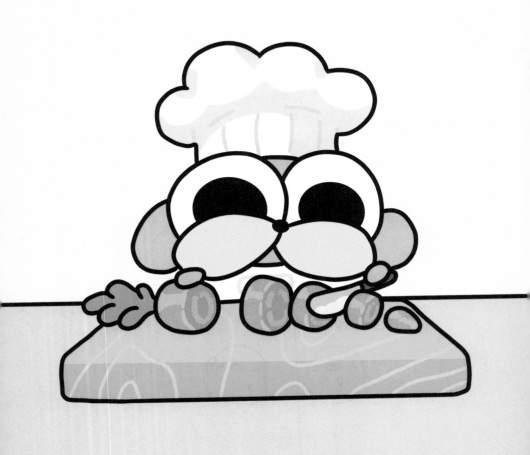

보글보글~

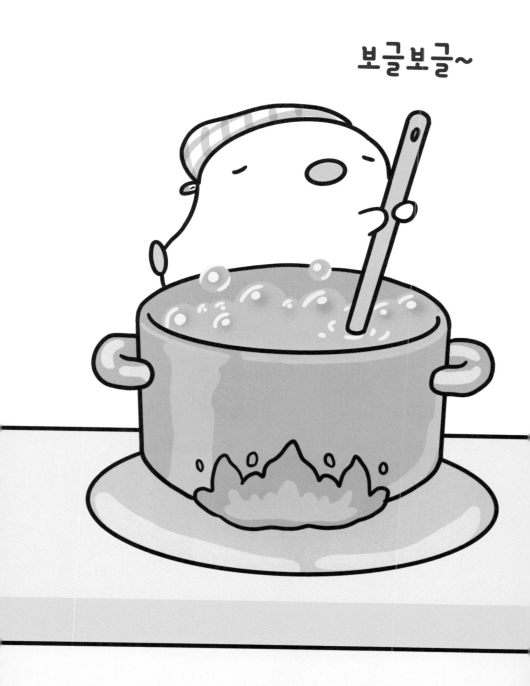

➕ 치즈의 배신, 티라민 주의보
– 혈압을 높이는 발효식품

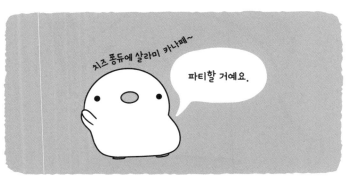

치즈 퐁듀에 살라미 카나페~

파티할 거예요.

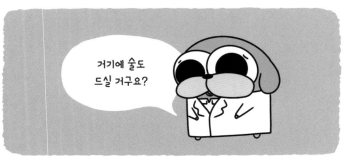

거기에 술도 드실 거구요?

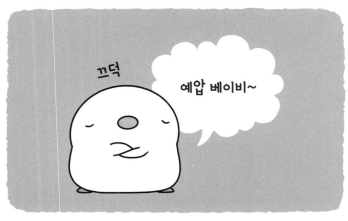

끄덕

예압 베이비~

완전
티라민 tyramine
파티네요.

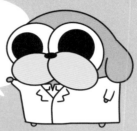

티라미수요?

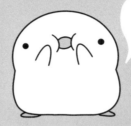

티라민이요.

아미노산의 일종인데, 혈압을
높이기 때문에 한 번에 너무
많은 양을 드시면 안 돼요.

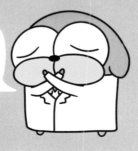

치즈, 맥주, 와인, 햄······ 이 맛있는 음식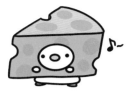
들의 공통점이 뭘까요?

이 음식들은 모두 티라민이 많이 들어
있어요. 티라민은 음식 속 타이로신이라는 아미노산이 발효
나 숙성 과정에서 화학적으로 변하면서 생기는 부산물이에
요. 치즈, 와인, 맥주뿐만 아니라 요거트, 피클 같은 발효식품
에도 많이 들어있죠. 발효 음식을 좋아하는 한국 사람들은 김
치나 요거트를 통해 자주 섭취하게 돼요.

적정량의 티라민은 우리 몸에 있는 산화효소들이 제거해주
지만, 너무 많이 먹으면 부작용이 생길 수 있어요.

치즈 효과Cheese Effect라는 말이 있어요. 이건 치즈에 포함된
티라민 때문에 혈압이 급격하게 높아지면서 고혈압 쇼크가
일어나는 현상을 말해요. 티라민은 뇌에서 신호를 전달하는
호르몬들과 구조가 비슷해서 쉽게 뇌로 침투할 수 있어요. 신
경계로 들어간 티라민은 교감신경을 교란시켜 혈관을 좁히
고 혈압을 높일 수 있거든요.

특히 우울증 치료를 위해 셀레길린(마
오비정), 모클로베미드(오로릭스정150밀리
그람) 같은 모노아민 산화효소 억제제
MAOI, monoamine oxidase inhibitor 계열 약을 먹

고 있다면 더욱 주의해야 해요. 이런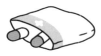
약들은 티라민을 분해하는 효소인
모노아민 산화효소MAO를 억제하거든요. 보통
은 이 효소가 티라민을 분해하지만, 억제제를 복
용 중일 때는 분해 과정이 차단돼서 티라민이 제대로 청소되
지 않아요. 그만큼 티라민의 효과가 더 커지기 때문에 훨씬
위험해요.

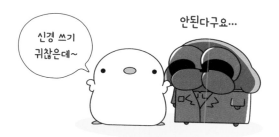

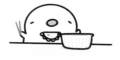

혈압을 위해 피해야 할
대표적인 음식들

→ 치즈, 레드와인, 된장, 피클, 내장, 김치, 초콜릿, 맥주, 가공육

식용유, 건강하게 섭취하는 법
– 지방산 균형으로 염증 줄이기

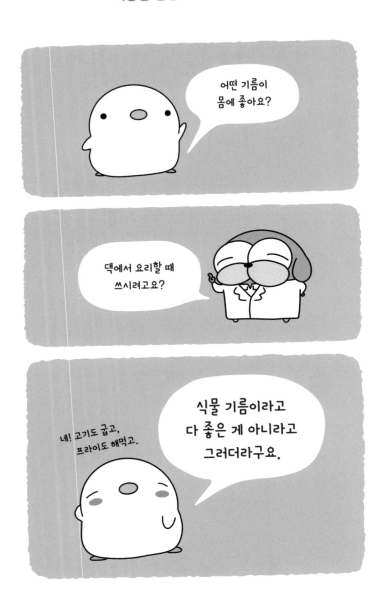

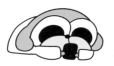 오메가6는 나쁜 기름, 오메가3는 좋은 기름이라는 말은 사실일까요? 정확히는 어떻게 먹느냐에 따라 맞을 수도, 틀릴 수도 있어요.

결론만 말하자면 오메가6에 관한 장기추적 임상 연구들을 종합해보니, 오메가6 지방산이 심혈관질환 위험을 높이지는 않는다고 해요. 오히려 약간 이득이 있어서, 기름 자체는 섭취를 권하기도 해요. 몸에 좋다고 알려진 보라지유와 달맞이꽃 종자유에 들어있는 감마리놀렌산도 오메가-6 지방산인 점을 생각하면 제대로 알고 먹는 게 중요해요.

오메가3 지방산인 알파-리놀렌산은 ETA가 되었다가 EPA를 거쳐 DHA로 변해요. EPA와 DHA는 건강기능식품으로 흔히 섭취하는 오메가3 성분이고, 이 두 지방산은 항염증인자의 재료로 사용돼요. 오메가3를 충분히 섭취하면 유익하다고 알려져 있어요.

오메가6 지방산인 감마리놀렌산은 우리 몸에서 DGLA를 거쳐 아라키돈산으로 변해요. DGLA는 염증을 줄이는

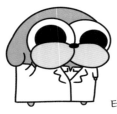

항염증인자의 재료로 쓰일 수 있지만, 그다음 단계인 아라키돈산은 아주 유명한 염증인자 재료예요. 우리가 쓰는 소염진통제나 스테로이드가 염증을 억제하는 원리가 바로 아라키돈산이 염증인자로 변하는 걸 막는 거예요.

중요한 건, 오메가-6 지방산을 오메가-3 지방산과 함께 먹으면 오메가-6 지방산이 염증을 일으키는 아라키돈산으로 변하는 걸 막을 수 있다는 사실이에요. 그래서 오메가-6 지방산을 유익하게 섭취하려면 오메가-6 지방산이 아라키돈산으로 변하지 않도록 오메가-3 지방산을 함께 먹는 게 좋아요.

오메가-6 지방산인 DGLA가 해로운 아라키돈산으로 변하는 과정은 델타-5 불포화효소라는 효소가 담당해요. 이 똑같은 효소가 오메가-3 지방산에도 작용하기 때문에, 오메가3를 오메가6와 함께 먹으면 효소가 오메가6를 아라키돈산으로 바꾸는 일을 덜 하게 돼요. 그러면 오메가6가 해로운 물질로 변하는 걸 막고, 오메가6의 장점만 취할 수 있어요.

오메가-6 지방산을 건강하게 먹으려면

인슐린을 강하게 자극하는 밀가루, 설탕, 튀김은 피하는 게 좋아요. 인슐린은 오메가-6 지방산이 유해한 반응으로 가는 걸 촉진해서 오메가6의 장점은 가려지고 단점이 더 커지게 만들어요.

건강하게 식용유를 사용하는 방법은 오메가3가 오메가6의 단점을 보완해주는 기름을 선택하면서도, 인슐린을 강하게 자극하지 않는 방식으로 조리하는 거예요.

아보카도 오일과 올리브 오일은 오메가-3 지방산인 알파-리놀렌산 함량이 높아서 오메가-6 지방산이 염증 물질로 변하지 않도록 지켜줘요. 반면 건강기능식품으로 먹는 오메가3는 주로 알파-리놀렌산이 아닌 EPA와 DHA로 구성되어 있어서 오메가6를 좋은 지방산으로 유도하는 효과가 없어요.

염증인자를 줄이려면 알파-리놀렌산이 풍부한 아보카도 오일이나 올리브 오일을 활용하되, 혈당을 급격히 올리지 않는 식단으로 드세요.

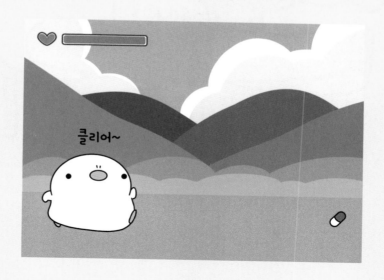

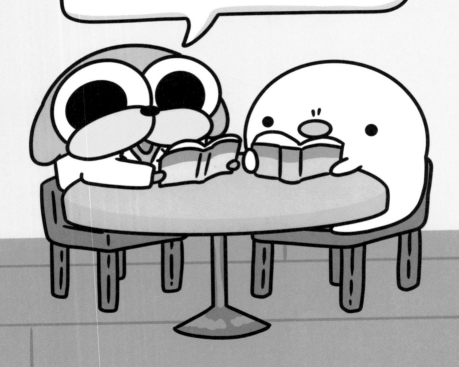

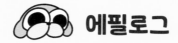 **에필로그**

동공이 약사, 알덕이와 함께한 동공약국 이야기는 여기까지입니다. 유튜브 등에서 영상으로만 만나다가 처음 책으로 인사드리네요. 책을 펴내기까지 많은 고민들이 있었어요.

어떤 주제를 다뤄야 독자분들이 궁금하는 일상 속 건강 지식을 담을 수 있을까? 어떤 말로 풀어내야 정보를 뭉개지 않으면서도 이해하기 쉽게 읽힐까?

돌아보면 약사로서 제가 나눌 수 있는 미천한 지식보다 소통에 대해 배워가는 점이 많았어요. 소중한 기회를 만들어준 한 분 한 분께 감사의 인사를 드립니다. 부족함 많은 책이지만 여러분의 건강에 조그마한 도움이 되기를 진심으로 기원하며 이만 마칩니다.

오늘도 건강한 하루 보내세요.

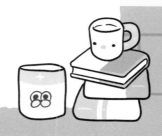

참고문헌

Chapter 1. 피부 건강의 비밀

연고 바르고 화장해도 될까? - 약 바르고 5분

- BOLOGNIA, JORIZZO, ET AL. DERMATOLOGY E-DITION. 1ST EDITION. ANNEMARIE ULIASZ, MARK LEBWOHL. CHAPTER 129, OTHER TOPICAL MEDICATIONS
- 정진호, 피부에 연고 제대로 바르는 법, 서울대학교병원 블로그, LAST MODIFIED: MARCH 7, 2017, ACCESSED: JULY 14, 2024, POST.NAVER.COM/VIEWER/POSTVIEW.NHN?VOLUMENO=6690053&MEMBERNO=3600238
- AMANDA O, TOPICAL FORMULATIONS, DERMNET, LAST MODIFIED: FEBRUARY, 2016, ACCESSED: JULY 14, 2024, DERMNETNZ.ORG/TOPICS/TOPICAL-FORMULATIONS
- KAKUJI T, ET AL, STRATUM CORNEUM RESERVOIR CAPACITY AFFECTING DYNAMICS OF TRANSDERMAL DRUG DELIVERY, DRUG DEVELOPMENT AND INDUSTRIAL PHARMACY, 1988;14(4):561-72

여드름 완전 정복 - 각질과 피지 관리법

- 식품의약품안전처 의약품통합정보시스템, 유니독시캡슐, ACCESSED: JULY 17, 2024
- 식품의약품안전처 의약품통합정보시스템, 미노씬캡슐50MG, ACCESSED: JULY 16, 2024
- ZOE D, ET AL, NOVEL RETINOID ESTER IN COMBINATION WITH SALICYLIC ACID FOR THE TREATMENT OF ACNE, JOURNAL OF COSMETIC DERMATOLOGY, 2015:15;36-42
- 식품의약품안전처 의약품통합정보시스템, 애크린겔, ACCESSED: JULY 16, 2024
- 식품의약품안전처 의약품통합정보시스템, 클리어틴2%외용액, ACCESSED: JULY 16, 2024
- 김종성, ACNE, KOR J FAM MED, 2009:30(11)

- 대한피부과학회, 피부질환, 보통 여드름(ACNE VULGARIS), LAST UPDATED: NOVEMBER 1, 2012, ACCESSED: JULY 16, 2024
- 식품의약품안전처 의약품통합정보시스템, 로아큐탄, ACCESSED: JULY 16, 2024
- 대한약사회 환자안전약물관리본부 지역의약품안전센터, 이소트레티노인 복용 후 모발 손실 이상사례 발생, 2020
- 약학정보원, 약물백과, 이소트레티노인, ACCESSED: JULY 16, 2024

여드름 항생제, 부작용이 걱정돼요! - 효과는 높이고 위험은 줄이자

- IBID

스테로이드 궁금증 해결해줄게! - 알고 쓰면 약, 모르고 쓰면 독

- 문상은, 일차진료 의사를 위한 외용스테로이드제제의 사용 지침, 가정의학회지, 제21권 제9호 2000
- NATIONAL PSORIASIS FOUNDATION, TOPICAL STEROID POTENCY CHART, ACCESSED: JULY 17, 2024
- 이지현, 스테로이드 연고 신체 부위별 권장 사용량, 서울성모병원 블로그, LAST UPDATED: DECEMBER 16, 2015, ACCESSED: JULY 17, 2024
- 최선, 약물요법: 올바른 스테로이드 약물 사용법, 서울성모병원 약제부, 약학정보원, ACCESSED: JULY 17, 2024
- 식품의약품안전처 의약품통합정보시스템, 더모베이트, ACCESSED: JULY 17, 2024
- 대한소아과학회 서울지회, 국내 주요 국소 스테로이드 연고의 강도 구분
- FERENCE JD, LAST AR. CHOOSING TOPICAL CORTICOSTEROIDS. AM FAM PHYSICIAN. 2009;79(2):135-140
- 이지현, 박영민, 국소 코르티코스테로이드의 올바른 사용법, 가톨릭대학교 의과대학 서울성모병원 피부과, JOURNAL OF THE KOREAN MEDICAL ASSOCIATION; 2018;61(10): 632-636
- ULRICH RH, ET AL, ADVERSE EFFECTS OF TOPICAL GLUCOCORTICOSTEROIDS, JOURNAL OF AMERICAN ACADEMY OF DERMATOLOGY, 2006
- STEPHEN. EW, COMPREHENSIVE DERMATOLOGIC DRUG THERAPY (FOURTH

EDITION), ELSEVIER, 2020
- STEPHEN KS, MARK M, TOPICAL CORTICOSTEROIDS: CHOICE AND APPLICATION, AM FAM PHYSICIAN, 2021; 103(6): 337-343

무좀약 완전 정복 - 제품 선택과 사용법

- NIWA T, SHIRAGA T, TAKAGI A. EFFECT OF ANTIFUNGAL DRUGS ON CYTOCHROME P450 (CYP) 2C9, CYP2C19, AND CYP3A4 ACTIVITIES IN HUMAN LIVER MICROSOMES. BIOL PHARM BULL. 2005;28(9):1805-1808
- BRUGGEMANN RJ, ALFFENAAR JW, BLIJLEVENS NM, ET AL. CLINICAL RELEVANCE OF THE PHARMACOKINETIC INTERACTIONS OF AZOLE ANTIFUNGAL DRUGS WITH OTHER COADMINISTERED AGENTS. CLIN INFECT DIS. 2009;48(10):1441-1458
- WILSON D, DIMONDI V, JOHNSON S, JONES T, DREW R. ROLE OF ISAVUCONAZOLE IN THE TREATMENT OF INVASIVE FUNGAL INFECTIONS. THER CLIN RISK MANAG. 2016;12:1197-1206
- 김은정, 음주 시 반드시 피해야 할 약물, 식품의약품안전처, SEPTEMBER 10, 2010
- 김성철, 무좀과 복약지도, 약학정보원, HTTPS://WWW.HEALTH.KR/MENU.PHARMREVIEW/VIEW.ASP?PHARMREVIEW_IDX=1663, ACCESSED: AUGUST 6, 2024
- BELLMANN R, SMUSZKIEWICZ P. PHARMACOKINETICS OF ANTIFUNGAL DRUGS: PRACTICAL IMPLICATIONS FOR OPTIMIZED TREATMENT OF PATIENTS. INFECTION. 2017;45(6):737-77

Chapter 2. 호흡기와 소화기 건강

코가 막혔는데 풀어도 안 나와요 - 비충혈제거제의 올바른 사용법

- 대한천식알레르기학회, 임상의를 위한 진료가이드라인 알레르기비염, NOVEMBER, 2015
- ASTHMA AND ALLERGY FOUNDATION OF AMERICA, EDITORS. WHAT ARE THE SYMPTOMS OF AN ALLERGY?, ASTHMA AND ALLERGY FOUNDATION OF AMERICA (AAFA.ORG), 2015

- AMERICAN ACADEMY OF ALLERGY, ASTHMA & IMMUNOLOGY, EDITORS. HISTAMINE, AMERICAN ACADEMY OF ALLERGY, ASTHMA & IMMUNOLOGY (AAAAI.ORG), 2021
- PRITISH K TOSH, MD. COLD OR ALLERGY: WHICH IS IT?, MAYO CLINIC (MAYOCLINIC.COM), 2020
- 울산대학교병원, 봄 불청객, 알레르기비염 치료제, MEDICINE, VOL.232, 2022, ACCESSED: JULY 30, 2024
- ESKIIZMIR G, HIRCIN Z, OZYURT B, UNLU H. A COMPARATIVE ANALYSIS OF THE DECONGESTIVE EFFECT OF OXYMETAZOLINE AND XYLOMETAZOLINE IN HEALTHY SUBJECTS. EUR J CLIN PHARMACOL. 2011 JAN;67(1):19-23
- 『맞춤 OTC 선택가이드』약학정보원, 2020

가래가 안 떨어질 때 – 거담제 선택 가이드

- MOHAJER SHOJAI T, GHALYANCHI LANGEROUDI A, KARIMI V, BARIN A, SADRI N. THE EFFECT OF ALLIUM SATIVUM (GARLIC) EXTRACT ON INFECTIOUS BRONCHITIS VIRUS IN SPECIFIC PATHOGEN FREE EMBRYONIC EGG. AVICENNA J PHYTOMED. 2016;6(4):458-467
- KULKARNI RA, DESHPANDE AR. ANTI-INFLAMMATORY AND ANTIOXIDANT EFFECT OF GINGER IN TUBERCULOSIS. J COMPLEMENT INTEGR MED. 2016;13(2):201-206
- 대한천식알레르기학회. 만성기침 진료지침. 2018
- 식품의약품안전처 의약품통합정보시스템, 뮤테란캡슐200MG, 시네츄라시럽(15ML), ACCESSED: SEPTEMBER 23, 2024
- KIM SH. ANTITUSSIVES, MUCOLYTIC AGENTS, AND EXPECTORANTS IN CLINICAL PRACTICE. J KOREAN SOC INTERN MED. 2010;78(6):682
- 김세규, 장준. 호흡기 증상 완화제-진해제, 거담제, 항히스타민제. 결핵 및 호흡기학회지. 2006;60(4):261-269
- 안철민. 진해거담제의 사용. 대한의사협회지. 2005;48(1):77-81
- MORETTI M, BOTTRIGHI P, DALLARI R, ET AL; EQUALIFE STUDY GROUP. THE EFFECT OF LONG-TERM TREATMENT WITH ERDOSTEINE ON CHRONIC

OBSTRUCTIVE PULMONARY DISEASE: THE EQUALIFE STUDY. DRUGS EXP CLIN RES. 2004;30(4):143-152

- BASSOTTI A, MORENO S, CRIADO E. SAFETY OF N-ACETYLCYSTEINE AT HIGH DOSES IN CHRONIC RESPIRATORY DISEASES: A REVIEW. DRUG SAF. 2020;43(8):667-681

- MORENO S, BASSOTTI A, CRIADO E. CLINICAL USE OF N-ACETYLCYSTEINE IN OTHER MEDICAL DISORDERS. IN: GUPTA RC, LALL R, SRIVASTAVA A, EDS. NUTRACEUTICALS IN VETERINARY MEDICINE. SINGAPORE: SPRINGER; 2019:289-302

감기, 이럴 때는 병원으로!

- IBID

환절기 면역력, 이거 챙기면 좋아요

- MLCEK J, JURIKOVA T, SKROVANKOVA S, SOCHOR J. QUERCETIN AND ITS ANTI-ALLERGIC IMMUNE RESPONSE. MOLECULES. 2016;21(5):623. PUBLISHED 2016 MAY 12

- YAO J, ZHAO J, WEN JR, YANG ZJ, LIN YP, SUN L, LU QY, FAN GJ. FLAVONOID-CONTAINING SUPPLEMENTS FOR PREVENTING ACUTE RESPIRATORY TRACT INFECTIONS: A SYSTEMATIC REVIEW AND META-ANALYSIS OF 20 RANDOMIZED CONTROLLED TRIALS. COMPLEMENT THER MED. 2022;70:102865

- HEINZ SA, HENSON DA, AUSTIN MD, JIN F, NIEMAN DC. QUERCETIN SUPPLEMENTATION AND UPPER RESPIRATORY TRACT INFECTION: A RANDOMIZED COMMUNITY CLINICAL TRIAL. PHARMACOL RES. 2010;62(3):237-242

- KANDEMIR K, TOMAS M, MCCLEMENTS DJ, CAPANOGLU E. RECENT ADVANCES ON THE IMPROVEMENT OF QUERCETIN BIOAVAILABILITY. TRENDS FOOD SCI TECHNOL. 2022;119:192-200

- MIRZA MA, MAHMOOD S, HILLES AR, ALI A, KHAN MZ, ZAIDI SAA, IQBAL

Z, GE Y. QUERCETIN AS A THERAPEUTIC PRODUCT: EVALUATION OF ITS PHARMACOLOGICAL ACTION AND CLINICAL APPLICATIONS—A REVIEW. PHARMACEUTICALS. 2023;16(11):1631

커피만 마시면 속이 쓰려요 - 쓴맛 수용체와 위산

- 정혜경 외 30인. (2022). 위식도 역류 질환의 진단과 치료에 관한 서울 진료지침 2020. 대한내과학회지 (KOREAN J MED), 97(2), 70-114
- LISZT KI, LEY JP, LIEDER B, ET AL. CAFFEINE INDUCES GASTRIC ACID SECRETION VIA BITTER TASTE SIGNALING IN GASTRIC PARIETAL CELLS. PROC NATL ACAD SCI U S A. 2017;114(30):E6260-E6269 2
- 식품의약품안전처 의약품통합정보시스템, 트리겔정, ACCESSED: JULY 17, 2024
- FOOD & DRUG ADMINISTRATION. OVER-THE-COUNTER (OTC) HEARTBURN TREATMENT (HTTPS://WWW.FDA.GOV/DRUGS/INFORMATION-CONSUMERS-AND-PATIENTS-DRUGS/OVER-COUNTER-OTC-HEARTBURN-TREATMENT). ACCESSED OCT 29, 2024
- NATIONAL HEALTH SERVICE. ANTACIDS (HTTPS://WWW.NHS.UK/CONDITIONS/ANTACIDS/). ACCESSED OCT 29, 2024

제산제 어떻게 먹어야 할까? - 장단점과 사용법

- IBID

술 먹으면 토할 것 같은데 어떻게 해요? - 트리메부틴의 효과

- 식품의약품안전처 의약품통합정보시스템, 가스부틴정100MG, ACCESSED: AUGUST 16, 2024

위산 역류, 체중이 문제라고? - 비만과 소화기 건강

- 식품의약품안전처, 몸도 타고, 내 속도 타고! 위식도역류질환의 모든 것, JULY 2016, AVAILABLE AT: HTTPS://WWW.MFDS.GO.KR/WEBZINE/201607/02.JSP, ACCESSED: OCT 29 2024
- CHANG P, FRIEDENBERG F. OBESITY AND GERD. GASTROENTEROL CLIN

NORTH AM. 2014;43(1):161-173

진통제만 먹으면 위가 아파요 - 위에 부담 덜 주는 진통제 선택법

- HIN JM, KIM N. PHARMACOKINETICS AND PHARMACODYNAMICS OF THE PROTON PUMP INHIBITORS. J NEUROGASTROENTEROL MOTIL. 2013;19(1):25-35
- WONG N, REDDY A, PATEL A. POTASSIUM-COMPETITIVE ACID BLOCKERS: PRESENT AND POTENTIAL UTILITY IN THE ARMAMENTARIUM FOR ACID PEPTIC DISORDERS. GASTROENTEROL HEPATOL (N Y). 2022;18(12):693-700
- HATLEBAKK JG, KATZ PO, CAMACHO-LOBATO L, CASTELL DO. PROTON PUMP INHIBITORS: BETTER ACID SUPPRESSION WHEN TAKEN BEFORE A MEAL THAN WITHOUT A MEAL. ALIMENT PHARMACOL THER. 2000;14(10):1267-1272
- SONG MJ, KIM S, BOO D, ET AL. COMPARISON OF PROTON PUMP INHIBITORS AND HISTAMINE 2 RECEPTOR ANTAGONISTS FOR STRESS ULCER PROPHYLAXIS IN THE INTENSIVE CARE UNIT. SCI REP. 2021;11(1):18467. PUBLISHED 2021 SEP 16
- BEGG M, TARHUNI M, N FOTSO M, ET AL. COMPARING THE SAFETY AND EFFICACY OF PROTON PUMP INHIBITORS AND HISTAMINE-2 RECEPTOR ANTAGONISTS IN THE MANAGEMENT OF PATIENTS WITH PEPTIC ULCER DISEASE: A SYSTEMATIC REVIEW. CUREUS. 2023;15(8):E44341. PUBLISHED 2023 AUG 29
- M, A, EISA.; ET AL. POTENTIAL COX2 MEDIATED THERAPEUTIC EFFECT OF CIPROFLOXACIN. MINIA JOURNAL OF MEDICAL RESEARCH. 2021, 32(3): 47-57
- B, D, SAMIK.; ET AL. NON-STEROIDAL ANTI-INFLAMMATORY DRUGS (NSAIDS) AND ORGAN DAMAGE: A CURRENT PERSPECTIVE. BIOCHEMICAL PHARMACOLOGY. 2020, 180: 114147
- WARNER TD, MITCHELL JA. COX-2 SELECTIVITY ALONE DOES NOT DEFINE THE CARDIOVASCULAR RISKS ASSOCIATED WITH NON-STEROIDAL ANTI-INFLAMMATORY DRUGS. LANCET. 2008;371(9608):270-273
- BONABELLO A, GALMOZZI MR, CANAPARO R, ET AL. DEXIBUPROFEN (S+-ISOMER IBUPROFEN) REDUCES GASTRIC DAMAGE AND IMPROVES

ANALGESIC AND ANTIINFLAMMATORY EFFECTS IN RODENTS. ANESTH
ANALG. 2003;97(2):402-408

· BRUNE K, PATRIGNANI P. NEW INSIGHTS INTO THE USE OF CURRENTLY
AVAILABLE NON-STEROIDAL ANTI-INFLAMMATORY DRUGS. J PAIN RES.
2015;8:105-118. PUBLISHED 2015 FEB 20

· SCARPIGNATO C, HONGO M, WU J ET AL. PHARMACOLOGIC TREATMENT OF
GERD: WHERE WE ARE NOW, A ND WHERE ARE WE GOING? ANN. N.Y. ACAD.
SCI. 2020:1482;193-212

위장을 보호하는 필수 영양제 - 위점막 보호하기

· RAVEENDRA KR, JAYACHANDRA, SRINIVASA V, ET AL. AN EXTRACT OF
GLYCYRRHIZA GLABRA (GUTGARD) ALLEVIATES SYMPTOMS OF FUNCTIONAL
DYSPEPSIA: A RANDOMIZED, DOUBLE-BLIND, PLACEBO-CONTROLLED
STUDY. EVID BASED COMPLEMENT ALTERNAT MED. 2012;2012:216970

· PURAM S, SUH HC, KIM SU, ET AL. EFFECT OF GUTGARD IN THE
MANAGEMENT OF HELICOBACTER PYLORI: A RANDOMIZED DOUBLE BLIND
PLACEBO CONTROLLED STUDY. EVID BASED COMPLEMENT ALTERNAT MED.
2013;2013:263805

· YEH AM, GOLIANU B. INTEGRATIVE TREATMENT OF REFLUX AND
FUNCTIONAL DYSPEPSIA IN CHILDREN. CHILDREN (BASEL). 2014;1(2):119-133.
PUBLISHED 2014 AUG 18

· MURRAY MT. GLYCYRRHIZA GLABRA (LICORICE). TEXTBOOK OF NATURAL
MEDICINE. 2020;641-647.E3

· WILSON J.A. A COMPARISON OF CARBENOXOLONE SODIUM AND
DEGLYCYRRHIZINATED LIQUORICE IN THE TREATMENT OF GASTRIC ULCER
IN THE AMBULANT PATIENT. BR J CLIN PRACT. 1972;26:563-566

· DOLL R., HILL I., HUTTON C., ET AL. CLINICAL TRIAL OF A TRITERPENOID
LIQUORICE COMPOUND IN GASTRIC AND DUODENAL ULCER. LANCET.
1962;2:793-796

· TURPIE A.G., RUNCIE J., THOMSON T.J. CLINICAL TRIAL OF

DEGLYCYRRHIZINISED LIQUORICE IN GASTRIC ULCER. GUT. 1969;10:299-303

- REES W.D., RHODES J., WRIGHT J.E., ET AL. EFFECT OF DEGLYCYRRHIZINATED LIQUORICE ON GASTRIC MUCOSAL DAMAGE BY ASPIRIN. SCAND J GASTROENT. 1979;14:605-607

Chapter 3. 건강한 혈당 관리와 적절한 통증 조절법

칼로리보다 중요한 건 당부하지수 - 혈당 스파이크를 막아라

- LUDWIG DS, EBBELING CB. THE CARBOHYDRATE-INSULIN MODEL OF OBESITY: BEYOND "CALORIES IN, CALORIES OUT". JAMA INTERN MED. 2018;178(8):1098-1103
- ATKINSON FS, BRAND-MILLER JC, FOSTER-POWELL K, BUYKEN AE, GOLETZKE J. INTERNATIONAL TABLES OF GLYCEMIC INDEX AND GLYCEMIC LOAD VALUES 2021: A SYSTEMATIC REVIEW. AM J CLIN NUTR. 2021;114(5):1625-1632
- ATKINSON FS, FOSTER-POWELL K, BRAND-MILLER JC. INTERNATIONAL TABLES OF GLYCEMIC INDEX AND GLYCEMIC LOAD VALUES: 2008. DIABETES CARE. 2008;31(12):2281-2283
- 농촌진흥청, 한국인 다소비 탄수화물 식품의 혈당지수와 혈당부하지수, 2015
- FOSTER-POWELL K, MILLER J: INTERNATIONAL TABLES OF GLYCEMIC INDEX. AM J CLIN NUTR 62:S871-S90, 1995
- U.S. DEPARTMENT OF AGRICULTURE, AGRICULTURAL RESEARCH SERVICE: USDA NATIONAL NUTRIENT DATABASE FOR STANDARD REFERENCE ARTICLE ONLINE, 2007. RELEASE 20. AVAILABLE AT http://www.ars.gov/ba/bhnrc/ndl. Accessed 20 Oct 2024

고혈당이 뇌에 미치는 영향 - 혈당과 인지능력의 관계

- WEINSTEIN G, MAILLARD P, HIMALI JJ, ET AL. GLUCOSE INDICES ARE ASSOCIATED WITH COGNITIVE AND STRUCTURAL BRAIN MEASURES IN YOUNG ADULTS. NEUROLOGY. 2015;84(23):2329-2337

- BIESSELS GJ, DEARY IJ, RYAN CM. COGNITION AND DIABETES: A LIFESPAN PERSPECTIVE. LANCET NEUROL 2008;7:184-190
- RUIS C, BIESSELS GJ, GORTER KJ, VAN DEN DONK M, KAPPELLE LJ, RUTTEN GE. COGNITION IN THE EARLY STAGE OF TYPE 2 DIABETES. DIABETES CARE 2009;32:1261-1265
- THAMBISETTY M, JEFFREY METTER E, YANG A, ET AL. GLUCOSE INTOLERANCE, INSULIN RESISTANCE, AND PATHOLOGICAL FEATURES OF ALZHEIMER DISEASE IN THE BALTIMORE LONGITUDINAL STUDY OF AGING. JAMA NEUROL 2013;70:1167-1172
- NGUYEN TT, TA QTH, NGUYEN TKO, NGUYEN TTD, GIAU VV. TYPE 3 DIABETES AND ITS ROLE IMPLICATIONS IN ALZHEIMER'S DISEASE. INT J MOL SCI. 2020;21(9):3165. PUBLISHED 2020 APR 30
- TANOKASHIRA D, FUKUOKAYA W, TAGUCHI A. INVOLVEMENT OF INSULIN RECEPTOR SUBSTRATES IN COGNITIVE IMPAIRMENT AND ALZHEIMER'S DISEASE. NEURAL REGEN. RES. 2019;14:1330–1334
- SIVITZ W.I., YOREK M.A. MITOCHONDRIAL DYSFUNCTION IN DIABETES: FROM MOLECULAR MECHANISMS TO FUNCTIONAL SIGNIFICANCE AND THERAPEUTIC OPPORTUNITIES. ANTIOXID. REDOX SIGNAL. 2010;12:537–577
- HUSAIN KH, SARHAN SF, ALKHALIFA HKAA, BUHASAN A, MOIN ASM, BUTLER AE. DEMENTIA IN DIABETES: THE ROLE OF HYPOGLYCEMIA. INT J MOL SCI. 2023;24(12):9846. PUBLISHED 2023 JUN 7
- LONGO M., BELLASTELLA G., MAIORINO M.I., MEIER J.J., ESPOSITO K., GIUGLIANO D. DIABETES AND AGING: FROM TREATMENT GOALS TO PHARMACOLOGIC THERAPY. FRONT. ENDOCRINOL. 2019;10:45

과일을 먹고 싶다면 베리류 - 당뇨인도 안심하고 먹을 수 있는 과일

- STULL AJ. BLUEBERRIES' IMPACT ON INSULIN RESISTANCE AND GLUCOSE INTOLERANCE. ANTIOXIDANTS (BASEL). 2016;5(4):44. PUBLISHED 2016 NOV 29
- CALVANO A , IZUORA K , OH EC , EBERSOLE JL , LYONS TJ , BASU A . DIETARY BERRIES, INSULIN RESISTANCE AND TYPE 2 DIABETES: AN OVERVIEW OF

HUMAN FEEDING TRIALS. FOOD FUNCT. 2019;10(10):6227-6243

- CASTRO-ACOSTA ML, SMITH L, MILLER RJ, ET AL., DRINKS CONTAINING ANTHOCYANIN-RICH BLACKCURRANT EXTRACT DECREASE POSTPRANDIAL BLOOD GLUCOSE, INSULIN AND INCRETIN CONCENTRATIONS, J. NUTR. BIOCHEM, 2016, 38, 154-161

당뇨약 먹고 있다면 비타민B12는 꼭 드세요 - 간과하기 쉬운 영양소 결핍

- SAYEDALI E, YALIN AE, YALIN S. ASSOCIATION BETWEEN METFORMIN AND VITAMIN B12 DEFICIENCY IN PATIENTS WITH TYPE 2 DIABETES. WORLD J DIABETES. 2023;14(5):585-593
- HANNA M, JAQUA E, NGUYEN V, CLAY J. B VITAMINS: FUNCTIONS AND USES IN MEDICINE. PERM J. 2022;26(2):89-97
- NIAFAR M, HAI F, PORHOMAYON J, NADER ND. THE ROLE OF METFORMIN ON VITAMIN B12 DEFICIENCY: A META-ANALYSIS REVIEW. INTERN EMERG MED. 2015;10:93-102
- PRATAMA S, LAUREN BC, WISNU W. THE EFFICACY OF VITAMIN B12 SUPPLEMENTATION FOR TREATING VITAMIN B12 DEFICIENCY AND PERIPHERAL NEUROPATHY IN METFORMIN-TREATED TYPE 2 DIABETES MELLITUS PATIENTS: A SYSTEMATIC REVIEW. DIABETES METAB SYNDR. 2022;16:102634
- LANGAN RC, GOODBRED AJ. VITAMIN B12 DEFICIENCY: RECOGNITION AND MANAGEMENT. AM FAM PHYSICIAN. 2017;96(6):384-389

무병장수의 비결, 커큐민 제대로 흡수하기 - 효과 극대화하는 피페린

- SHARIFI-RAD J, RAYESS YE, RIZK AA, ET AL. TURMERIC AND ITS MAJOR COMPOUND CURCUMIN ON HEALTH: BIOACTIVE EFFECTS AND SAFETY PROFILES FOR FOOD, PHARMACEUTICAL, BIOTECHNOLOGICAL AND MEDICINAL APPLICATIONS. FRONT PHARMACOL. 2020;11:01021. PUBLISHED 2020 SEP 15
- HEWLINGS SJ, KALMAN DS. CURCUMIN: A REVIEW OF ITS EFFECTS ON

HUMAN HEALTH. FOODS. 2017;6(10):92. PUBLISHED 2017 OCT 22

- DEI CAS M, GHIDONI R. DIETARY CURCUMIN: CORRELATION BETWEEN
  BIOAVAILABILITY AND HEALTH POTENTIAL. NUTRIENTS. 2019;11(9):2147.
  PUBLISHED 2019 SEP 8
- PRASAD S, TYAGI AK, AGGARWAL BB. RECENT DEVELOPMENTS IN DELIVERY,
  BIOAVAILABILITY, ABSORPTION AND METABOLISM OF CURCUMIN: THE
  GOLDEN PIGMENT FROM GOLDEN SPICE. CANCER RES TREAT. 2014;46(1):2-18

편두통약은 예방약이랑 증상 처치약이 달라요

- 대한두통학회, 대한신경과학회, 편두통 예방치료 약제 진료지침, 2021
- 문희수, 박광열, 정재면, & 김병건, 편두통 치료의 최신 지견, 대한신경과학회지, 2020,
  38(2), 100-110
- 임상실무약학(한국약학교육협의회 약국실무분과. 2020. 신일북스)

두통에 게보린은 추천하지 않아요 - 이소프로필안티피린의 위험성과 대안

- 식품의약품안전처, 의약품안전평가과-123호(2015.6.9), 의약품 재평가 결과공시 알림,
  2015
- 황운하, 게보린, 펜잘, 사리돈, 부작용 정말 심각한가, 청년의사, LAST UPDATED:
  DECEMBER 22, 2018, ACCESSED: JULY 30, 2024
- 식품의약품안전처 의약품통합정보시스템, 사리돈에이정, 게보린정, ACCESSED: JULY 30,
  2024

소염진통제랑 해열진통제랑 어떻게 달라요? - 아세트아미노펜과 NSAIDs 비교

- 식품의약품안전처 의약품통합정보시스템, 타이레놀정500MG, 대화이부프로펜정400MG,
  ACCESSED: AUGUST 17, 2024

근육통엔 소염진통제 이렇게 고르세요

- BORCHERT JS. MUSCULOSKELETAL DISORDERS. IN: CHISHOLM-BURNS MA,
  ET AL., EDS. PHARMACOTHERAPY: PRINCIPLES AND PRACTICE. MCGRAW
  HILL; 2013:1041-1054

- CUNNINGTON M, ET AL. RISK OF ISCHEMIC CARDIOVASCULAR EVENTS FROM SELECTIVE CYCLOOXYGENASE-2 INHIBITORS IN OSTEOARTHRITIS. PHARMACOEPIDEMIOL DRUG SAF. 2008;27:601-608

더 빨리 듣는 진통제는? – 약에 따라 다른 흡수 속도

- LACY CF, ET AL. DRUG INFORMATION HANDBOOK. LEXY-COMP; 2009
- 대한약사회지, 겨울호, 2016

증상에 맞는 생리통약 고르기 – 생리통 유형별 맞춤 솔루션

- TYTGAT GN. HYOSCINE BUTYLBROMIDE: A REVIEW OF ITS USE IN THE TREATMENT OF ABDOMINAL CRAMPING AND PAIN. DRUGS. 2007;67(9):1343-57
- PAGE JG, DIRNBERGER GM. TREATMENT OF THE IRRITABLE BOWEL SYNDROME WITH BENTYL (DICYCLOMINE HYDROCHLORIDE). J CLIN GASTROENTEROL. 1981 JUN;3(2):153-6
- LACY BE, WANG F, BHOWAL S, ET AL. SCAND J GASTROENTEROL 2013;48:926-935
- OHSUNG-TACK, SUNG-TACK OH. THE MANAGEMENT OF CHRONIC PELVIC PAIN. J KOREAN MED ASSOC. 2008;51(1):53-64
- A COMPREHENSIVE REVIEW AND THE PHARMACOLOGIC MANAGEMENT OF PRIMARY DYSMENORRHEA. J KOREAN MED ASSOC. 2020;63(3):171-177. PUBLISHED ONLINE MARCH 13, 2020
- 한국임상약학회. 약물치료학 PART 3. 조윤커뮤니케이션; 2015

챔프랑 콜대원이랑 뭐가 달라요? – 어린이 감기약 성분 비교

- 식품의약품안전처 의약품통합정보시스템, 챔프노즈시럽, 챔프시럽(아세트아미노펜), 챔프이부펜시럽(이부프로펜), 챔프코프액, 챔프콜드시럽, 콜대원키즈코프시럽, 콜대원키즈콜드시럽, 콜대원키즈이부펜시럽(이부프로펜), 콜대원키즈펜시럽(아세트아미노펜), 콜대원키즈노즈시럽, ACCESSED: AUGUST 17, 2024

고혈압 관리, 이것만은 꼭 알아두세요 - DASH 식단과 생활 습관 개선

- GRAUDAL NA, HUBECK-GRAUDAL T, JURGENS G. EFFECTS OF LOW
  SODIUM DIET VERSUS HIGH SODIUM DIET ON BLOOD PRESSURE, RENIN,
  ALDOSTERONE, CATECHOLAMINES, CHOLESTEROL, AND TRIGLYCERIDE.
  COCHRANE DATABASE OF SYSTEMATIC REVIEWS 2020, ISSUE 12. ART. NO.:
  CD004022
- ECKEL RH, JAKICIC JM, ARD JD, ET AL. AHA/ACC GUIDELINE ON LIFESTYLE
  MANAGEMENT TO REDUCE CARDIOVASCULAR RISK: A REPORT OF THE
  AMERICAN COLLEGE OF CARDIOLOGY/AMERICAN HEART ASSOCIATION TASK
  FORCE ON PRACTICE GUIDELINES. CIRCULATION. 2013
- 건강보험심사평가원 빅데이터실 빅데이터전략부, 심사평가원, 세계 고혈압의 날 맞아 고혈압
  진료현황 발표, 2024-05-17
- 대한고혈압학회, 2022년 고혈압 진료지침, NOV, 2022

Chapter 4. 시력 보호와 활력 증진

하루 종일 눈이 건조해요 - 디지털 시대의 눈 보호법

- IBID
- 식품의약품안전처 의약품통합정보시스템, 리프레쉬플러스점안액0.5%, 리포직점안겔,
  ACCESSED: JULY 29, 2024
- 최민욱 약사, 모이스타 VS 리포직이디오 VS 듀라티얼즈안연고, 약사공론, LAST UPDATED:
  SEPTEMBER 18, 2023, ACCESSED: JULY 30, 2024

눈이 따갑고 아프기까지 해요 - 트레할로스수화물의 진정 효과

- 식품의약품안전처 의약품통합정보시스템, 리안점안액(1회용), 아이오쿨프로점안액(1회용),
  아이톡점안액 ACCESSED: JULY 29, 2024
- 배현 약사, 배현 약사의 셀프메디케이션(SELF-MEDICATION) 온종일 뻑뻑...'안구건조증'
  물리치는 법, 헬스경향, LAST UPDATED: NOVEMBER 20, 2017, ACCESSED: JULY 30,
  2024
- IBID

긴장을 풀어야 눈이 촉촉해져요 - 스트레스와 눈 건강

- DARTT DA. NEURAL REGULATION OF LACRIMAL GLAND SECRETORY PROCESSES: RELEVANCE IN DRY EYE DISEASES. PROG RETIN EYE RES. 2009;28(3):155-177
- JIN K, IMADA T, HISAMURA R, ET AL. IDENTIFICATION OF LACRIMAL GLAND POSTGANGLIONIC INNERVATION AND ITS REGULATION OF TEAR SECRETION. AM J PATHOL. 2020;190(5):1068-1079

루테인, 젊은 사람한테는 필요없다고요? - 연령대별 눈 건강

- LI LH, LEE JC, LEUNG HH, LAM WC, FU Z, LO ACY. LUTEIN SUPPLEMENTATION FOR EYE DISEASES. NUTRIENTS. 2020;12(6):1721. PUBLISHED 2020 JUN 9
- 식품의약품안전처, 눈 건강이란?, 식품안전나라, AVAILABLE: HTTPS://WWW.FOODSAFETYKOREA.GO.KR/PORTAL/HEALTHYFOODLIFE/FUNCTIONALITYVIEW.DO?MENU_NO=2657&MENU_GRP=MENU_NEW01&VIEWNO=14, ACCESSED: OCT 30, 2024
- NIH, AGE-RELATED MACULAR DEGENERATION(AMD), AVAILABLE: HTTPS://WWW.NEI.NIH.GOV/LEARN-ABOUT-EYE-HEALTH/EYE-CONDITIONS-AND-DISEASES/AGE-RELATED-MACULAR-DEGENERATION, ACCESSED: OCT 29, 2024
- RUIA S, KAUFMAN EJ. MACULAR DEGENERATION. UPDATED 2023 JUL 31. IN: STATPEARLS INTERNET. TREASURE ISLAND (FL): STATPEARLS PUBLISHING; 2024 JAN-. AVAILABLE FROM: HTTPS://WWW.NCBI.NLM.NIH.GOV/BOOKS/NBK560778/

오메가3와 항산화제가 건강한 눈의 비결 - 시력을 지키는 영양소 조합

- TON J, KOROWNYK C. OMEGA-3 SUPPLEMENTS FOR DRY EYE. CAN FAM PHYSICIAN. 2018;64(11):826
- WANG W-X, KO M-L. EFFICACY OF OMEGA-3 INTAKE IN MANAGING DRY EYE DISEASE: A SYSTEMATIC REVIEW AND META-ANALYSIS OF RANDOMIZED CONTROLLED TRIALS. JOURNAL OF CLINICAL MEDICINE. 2023; 12(22):7026

인공눈물, 일회용이랑 다회용은 뭐가 달라요? - 보존제의 영향

- 식품의약품안전처 의약품통합정보시스템, 프렌즈아이드롭점안액, ACCESSED: JULY 29, 2024
- 서유미 약사, 안구건조증에 권할만한 일회용 인공눈물은?, 약사공론, LAST UPDATED: SEPTEMBER 5, 2023, ACCESSED: JULY 29, 2024
- 이미나 약사, 인공눈물 성분별 비교 '이 안에 다 있다!', 약사공론, LAST UPDATED: DECEMBER 23, 2021, ACCESSED: JULY 29, 2024
- 식품의약품안전처 의약품통합정보시스템, 뉴브이로토이엑스점안액, 로토씨큐브아쿠아차지아이점안액, 로토지파이뉴점안액, ACCESSED: JULY 29, 2024
- 식품의약품안전처 의약품통합정보시스템, 아이미루40이엑스골드점안액, 아이미루40이엑스골드콘택트점안액, 아이미루40이엑스마일드점안액, 아이미루40이엑스점안액,아이미루콘택트퓨어점안액. ACCESSED: JULY 29, 2024

노인의 실명을 예방하는 영양제 조합 - AREDS1, AREDS2

- LONG-TERM EFFECTS OF VITAMINS C AND E, B-CAROTENE, AND ZINC ON AGE-RELATED MACULAR DEGENERATION: AREDS REPORT NO. 35. OPHTHALMOLOGY. 2013;120(8):1604-11.E4
- LUTEIN + ZEAXANTHIN AND OMEGA-3 FATTY ACIDS FOR AGE-RELATED MACULAR DEGENERATION THE AGE-RELATED EYE DISEASE STUDY 2 (AREDS2) RANDOMIZED CLINICAL TRIAL. AREDS 2 RESEARCH GROUP. JAMA 2013
- NUTRITIONAL SUPPLEMENTS FOR AGE-RELATED MACULAR DEGENERATION. NATIONAL EYE INSTITUTE 2020
- TREATMENT RESPONSE TO ANTIOXIDANTS AND ZINC BASED ON CFH AND ARMS2 GENETIC RISK ALLELE NUMBER IN THE AGE-RELATED EYE DISEASE STUDY. AWH CC ET AL. OPHTHALMOLOGY 2015
- THE AGE-RELATED EYE DISEASE STUDY (AREDS) AND AREDS 2 SUPPLEMENTS IN 2018: TRANSLATION OF RESEARCH INTO REAL-WORLD PATIENT BENEFIT IS THE GOAL. CHEW EY. RETINAL PHYSICIAN 2018
- 질병관리청, 국가건강정보포털, 황반변성, AVAILABLE: HTTPS://HEALTH.KDCA.

GO.KR/HEALTHINFO/BIZ/HEALTH/GNRLZHEALTHINFO/GNRLZHEALTHINFO/
GNRLZHEALTHINFOVIEW.DO?CNTNTS_SN=5269, ACCESSED: OCT 30 2024

욱신욱신 무거운 다리 - 혈관보강제와 혈액순환제의 차이

- 식품의약품안전처 의약품통합정보시스템, 베노론캅셀, 치센캡슐, 베니톨정, 플라벤정, 안티스
  탁스정, 안탁스캡슐, 페라티스캡슐, 센시아정, ACCESSED: OCT 30, 2024

피로회복은 비타민B군 - 세포 에너지 생성을 위한 필수 영양소

- LEE MC, HSU YJ, SHEN SY, HO CS, HUANG CC. A FUNCTIONAL EVALUATION
  OF ANTI-FATIGUE AND EXERCISE PERFORMANCE IMPROVEMENT
  FOLLOWING VITAMIN B COMPLEX SUPPLEMENTATION IN HEALTHY HUMANS,
  A RANDOMIZED DOUBLE-BLIND TRIAL. INT J MED SCI. 2023;20(10):1272-1281.
  PUBLISHED 2023 AUG 15
- TARDY AL, POUTEAU E, MARQUEZ D, YILMAZ C, SCHOLEY A. VITAMINS AND
  MINERALS FOR ENERGY, FATIGUE AND COGNITION: A NARRATIVE REVIEW OF
  THE BIOCHEMICAL AND CLINICAL EVIDENCE. NUTRIENTS. 2020;12(1):228.
  PUBLISHED 2020 JAN 16

활력에는 코큐텐 - 에너지 충전과 항산화

- TSAI IC, HSU CW, CHANG CH, TSENG PT, CHANG KV. EFFECTIVENESS OF
  COENZYME Q10 SUPPLEMENTATION FOR REDUCING FATIGUE: A SYSTEMATIC
  REVIEW AND META-ANALYSIS OF RANDOMIZED CONTROLLED TRIALS.
  FRONT PHARMACOL. 2022;13:883251. PUBLISHED 2022 AUG 24
- MEHRABANI S, ASKARI G, MIRAGHAJANI M, TAVAKOLY R, ARAB A. EFFECT OF
  COENZYME Q10 SUPPLEMENTATION ON FATIGUE: A SYSTEMATIC REVIEW OF
  INTERVENTIONAL STUDIES. COMPLEMENT THER MED. 2019;43:181-187
- MANTLE D, HARGREAVES IP, DOMINGO JC, CASTRO-MARRERO J.
  MITOCHONDRIAL DYSFUNCTION AND COENZYME Q10 SUPPLEMENTATION
  IN POST-VIRAL FATIGUE SYNDROME: AN OVERVIEW. INTERNATIONAL
  JOURNAL OF MOLECULAR SCIENCES. 2024; 25(1):574

- ELGAR K. (2021) COENZYME Q10: A REVIEW OF CLINICAL USE AND EFFICACY. NUTR MED J., 1 (1): 100-118

나에게 맞는 변비약 찾기 - 변비 원인별 맞춤 가이드

- IBID

Chapter 5. 정신과 신체의 균형

밤샘은 금물! - 수면 부족이 건강에 미치는 영향

- SINGH T, AHMED TH, MOHAMED N, ET AL. DOES INSUFFICIENT SLEEP INCREASE THE RISK OF DEVELOPING INSULIN RESISTANCE: A SYSTEMATIC REVIEW. CUREUS. 2022;14(3):E23501. PUBLISHED 2022 MAR 26
- LOVALLO WR, FARAG NH, VINCENT AS, THOMAS TL, WILSON MF. CORTISOL RESPONSES TO MENTAL STRESS, EXERCISE, AND MEALS FOLLOWING CAFFEINE INTAKE IN MEN AND WOMEN. PHARMACOL BIOCHEM BEHAV. 2006;83(3):441-447
- MESARWI O, POLAK J, JUN J, POLOTSKY VY. SLEEP DISORDERS AND THE DEVELOPMENT OF INSULIN RESISTANCE AND OBESITY. ENDOCRINOL METAB CLIN NORTH AM. 2013;42(3):617-634
- IP MS, LAM B, NG MM, LAM WK, TSANG KW, LAM KS. OBSTRUCTIVE SLEEP APNEA IS INDEPENDENTLY ASSOCIATED WITH INSULIN RESISTANCE. AM J RESPIR CRIT CARE MED. 2002;165(5):670-676

처방전 없이 살 수 있는 수면제, 있을까요? - 수면제와 수면유도제의 차이

- 식품의약품안전처 의약품통합정보시스템, 졸피드정10MG, 슬리펠정, 레돌민정, 아론정, 경방 산조인탕엑스과립, ACCESSED: AUGUST 7, 2024
- SUPER ER, JOHNSON KP. ZOLPIDEM. IN: THERAPY IN SLEEP MEDICINE. 2012
- CULPEPPER L, WINGERTZAHN MA. OVER-THE-COUNTER AGENTS FOR THE TREATMENT OF OCCASIONAL DISTURBED SLEEP OR TRANSIENT INSOMNIA: A SYSTEMATIC REVIEW OF EFFICACY AND SAFETY. PRIM CARE COMPANION

CNS DISORD. 2015;17(6):10.4088

- SATEIA MJ, BUYSSE DJ, KRYSTAL AD, NEUBAUER DN, HEALD JL. PHARMACOLOGIC TREATMENT OF CHRONIC INSOMNIA: SUMMARY OF A MEETING OF REPRESENTATIVES FROM FIVE PROFESSIONAL SOCIETIES. AMERICAN ACADEMY OF SLEEP MEDICINE. 2005

약 없이 숙면하기 – 식탁에서 시작하는 건강한 수면법

- HUDSON C, HUDSON SP, HECHT T, MACKENZIE J. PROTEIN SOURCE TRYPTOPHAN VERSUS PHARMACEUTICAL GRADE TRYPTOPHAN AS AN EFFICACIOUS TREATMENT FOR CHRONIC INSOMNIA. NUTR NEUROSCI. 2005;8(2):121-127
- FERNSTROM JD. EFFECTS AND SIDE EFFECTS ASSOCIATED WITH THE NON-NUTRITIONAL USE OF TRYPTOPHAN BY HUMANS. J NUTR. 2012;142(12):2236S-2244S
- PEUHKURI K, SIHVOLA N, KORPELA R. DIET PROMOTES SLEEP DURATION AND QUALITY. NUTR RES. 2012;32(5):309-319
- BINKS H, E VINCENT G, GUPTA C, IRWIN C, KHALESI S. EFFECTS OF DIET ON SLEEP: A NARRATIVE REVIEW. NUTRIENTS. 2020;12(4):936. PUBLISHED 2020 MAR 27

개운한 아침을 위한 테아닌 – 카페인 부작용 없이 집중력 높이기

- RAO TP, OZEKI M, JUNEJA LR. IN SEARCH OF A SAFE NATURAL SLEEP AID. J AM COLL NUTR. 2015;34(5):436-447
- BABA Y, TAKIHARA T, OKAMURA N. THEANINE MAINTAINS SLEEP QUALITY IN HEALTHY YOUNG WOMEN BY SUPPRESSING THE INCREASE IN CAFFEINE-INDUCED WAKEFULNESS AFTER SLEEP ONSET. FOOD FUNCT. 2023;14(15):7109-7116. PUBLISHED 2023 JUL 31
- GARDINER C, WEAKLEY J, BURKE LM, ET AL. THE EFFECT OF CAFFEINE ON SUBSEQUENT SLEEP: A SYSTEMATIC REVIEW AND META-ANALYSIS. SLEEP MED REV. 2023;69:101764

- DASDELEN MF, ER S, KAPLAN B, ET AL. A NOVEL THEANINE COMPLEX, MG-L-THEANINE IMPROVES SLEEP QUALITY VIA REGULATING BRAIN ELECTROCHEMICAL ACTIVITY. FRONT NUTR. 2022;9:874254. PUBLISHED 2022 APR 5

면접 볼 건데 너무 떨려요 - 우황청심원과 인데놀의 긴장 완화 효과

- 식품의약품안전처 의약품통합정보시스템, 녹십자원방우황청심원액(사향대체물질함유), 인데놀정10MG, ACCESSED: AUGUST 7, 2024
- STEENEN SA, VAN WIJK AJ, VAN DER HEIJDEN GJ, VAN WESTRHENEN R, DE LANGE J, DE JONGH A. PROPRANOLOL FOR THE TREATMENT OF ANXIETY DISORDERS: SYSTEMATIC REVIEW AND META-ANALYSIS. J PSYCHOPHARMACOL. 2016;30(2):128-139
- SZELESZCZUK Ł, FRĄCZKOWSKI D. PROPRANOLOL VERSUS OTHER SELECTED DRUGS IN THE TREATMENT OF VARIOUS TYPES OF ANXIETY OR STRESS, WITH PARTICULAR REFERENCE TO STAGE FRIGHT AND POST-TRAUMATIC STRESS DISORDER. INT J MOL SCI. 2022;23(17):10099
- CHOI EW, CHO MH, SHIN SD, MAR WC. THE COMPARATIVE EXAMINATION OF PHARMACOLOGICAL EFFECTS OF MUSK CONTAINING AND CIVET CONTAINING WOOHWANGCHUNGSIMWON ON THE HYPERTENSION AND HEART CONTRACTION. KOR J PHARMACOGN. 2000;31(3):310-319
- 전종열 약사, 우황청심원 VS 천왕보심단 '이렇게나 다르다!', 약사공론, LAST UPDATED: JUN 23, 2021, ACCESSED: AUGUST 9, 2024

신경 안정에 도움을 주는 마그네슘 - 현대인들이 놓치고 있는 영양소

- BOYLE NB, LAWTON C, DYE L. THE EFFECTS OF MAGNESIUM SUPPLEMENTATION ON SUBJECTIVE ANXIETY AND STRESS-A SYSTEMATIC REVIEW. NUTRIENTS. 2017;9(5):429
- PHELAN D, MOLERO P, MARTÍNEZ-GONZÁLEZ MA, MOLENDIJK M. MAGNESIUM AND MOOD DISORDERS: SYSTEMATIC REVIEW AND META-ANALYSIS. BJPSYCH OPEN. 2018;4(4):167-179

- ROBERT R, NUTRIENT DEPLETION OF U.S. FARMLANDS AND SOIL: A CRITICAL REVIEW, JOURNAL OF THE AMERICAN CENTER FOR NUTRITION, VOL. 1, NO. 1. PUBLISHED 2022
- MAHDI M, MOHAMMADREZA A, SHIMA E, ALIREZA M, MAGNESIUM SUPPLEMENTATION BENEFICIALLY AFFECTS DEPRESSION IN ADULTS WITH DEPRESSIVE DISORDER: A SYSTEMATIC REVIEW AND META-ANALYSIS OF RANDOMIZED CLINICAL TRIALS, FRONT. PSYCHIATRY, 22 DEC 2023;14
- RANDJELOVIĆ P, STOJANOVIĆ N, ILIĆ I, VUČKOVIĆ D. THE EFFECT OF REDUCING BLUE LIGHT FROM SMARTPHONE SCREEN ON SUBJECTIVE QUALITY OF SLEEP AMONG STUDENTS. CHRONOBIOL INT. 2023;40(3):335-342
- CUCIUREANU MD, VINK R. MAGNESIUM AND STRESS. IN: VINK R, NECHIFOR M, EDITORS. MAGNESIUM IN THE CENTRAL NERVOUS SYSTEM INTERNET. ADELAIDE (AU): UNIVERSITY OF ADELAIDE PRESS; 2011
- ETHAN BOLDT. MAGNESIUM BENEFITS FOR HEART HEALTH, PERFORMANCE AND SLEEP. DR. AXE. PUBLISHED APRIL 7, 2024. ACCESSED OCTOBER 25, 2024. AVAILABLE AT: https://draxe.com/nutrition/magnesium-benefits/

근력을 키우고 싶다면 마그네슘 - 운동 효과를 극대화하는 비결

- MOREL V, PICKERING M-E, GOUBAYON J, DJOBO M, MACIAN N, PICKERING G. MAGNESIUM FOR PAIN TREATMENT IN 2021? STATE OF THE ART. NUTRIENTS. 2021; 13(5):1397
- RENO AM, GREEN M, KILLEN LG, O'NEAL EK, PRITCHETT K, HANSON Z. EFFECTS OF MAGNESIUM SUPPLEMENTATION ON MUSCLE SORENESS AND PERFORMANCE. J STRENGTH COND RES. 2022;36(8):2198-2203
- LIGUORI S, MORETTI A, PAOLETTA M, GIMIGLIANO F, IOLASCON G. ROLE OF MAGNESIUM IN SKELETAL MUSCLE HEALTH AND NEUROMUSCULAR DISEASES: A SCOPING REVIEW. INTERNATIONAL JOURNAL OF MOLECULAR SCIENCES. 2024; 25(20):11220
- SHIN H-J, NA H-S, DO S-H. MAGNESIUM AND PAIN. NUTRIENTS. 2020; 12(8):218

집중력 저하, 기억력 감퇴 – 운동과 수면으로 건강하게

- FALLA M, MICARELLI A, HÜFNER K, STRAPAZZON G. THE EFFECT OF COLD EXPOSURE ON COGNITIVE PERFORMANCE IN HEALTHY ADULTS: A SYSTEMATIC REVIEW. INT J ENVIRON RES PUBLIC HEALTH. 2021;18(18):9725. PUBLISHED 2021 SEP 15
- MONJE M, IWASAKI A. THE NEUROBIOLOGY OF LONG COVID. NEURON. 2022;110(21):3484-3496
- FERNÁNDEZ-CASTAÑEDA A, LU P, GERAGHTY AC, ET AL. MILD RESPIRATORY COVID CAN CAUSE MULTI-LINEAGE NEURAL CELL AND MYELIN DYSREGULATION. CELL. 2022;185(14):2452-2468.E16
- KVERNO K. BRAIN FOG: A BIT OF CLARITY REGARDING ETIOLOGY, PROGNOSIS, AND TREATMENT (HTTPS://PUBMED.NCBI.NLM.NIH. GOV/34714198/). J PSYCHOSOC NURS MENT HEALTH SERV. 2021 NOV;59(11):9-13
- MEEUSEN R, DECROIX L. NUTRITIONAL SUPPLEMENTS AND THE BRAIN. INT J SPORT NUTR EXERC METAB. 2018;28(2):200-211

우울증약, 효과 좋은 Top 5 & 부작용 적은 Top 5

- CIPRIANI A, FURUKAWA TA, SALANTI G, ET AL. COMPARATIVE EFFICACY AND ACCEPTABILITY OF 12 NEW-GENERATION ANTIDEPRESSANTS: A MULTIPLE-TREATMENTS META-ANALYSIS. LANCET. 2009;373(9665):746-758
- CIPRIANI A, FURUKAWA TA, SALANTI G, ET AL. COMPARATIVE EFFICACY AND ACCEPTABILITY OF 21 ANTIDEPRESSANT DRUGS FOR THE ACUTE TREATMENT OF ADULTS WITH MAJOR DEPRESSIVE DISORDER: A SYSTEMATIC REVIEW AND NETWORK META-ANALYSIS. FOCUS (AM PSYCHIATR PUBL). 2018;16(4):420-429
- 최윤수. 국내 항우울증 시장, 당분간 중심엔 '렉사프로' 있다. 약업신문. 2023

Chapter 6. 영양소의 힘

콜레스테롤약 드시고 계세요? - 스타틴의 부작용과 해결책

- QU H, ET AL, EFFECTS OF COENZYME Q10 ON STATIN-INDUCED MYOPATHY: AN UPDATED META-ANALYSIS OF RANDOMIZED CONTROLLED TRIALS. J AM HEART ASSOC. 2018;7(19)
- CASO G, ET AL, EFFECT OF COENZYME Q10 ON MYOPATHIC SYMPTOMS IN PATIENTS TREATED WITH STATINS. AM J CARDIOL. 2007;99:1409-1412
- BANACH M, ET AL, STATIN THERAPY AND PLASMA COENZYME Q10 CONCENTRATIONS: A SYSTEMATIC REVIEW AND META-ANALYSIS OF PLACEBO-CONTROLLED TRIALS. PHARMACOL RES. 2015;99:329-336
- LANGSJOEN PH, LANGSJOEN AM. THE CLINICAL USE OF HMG COA-REDUCTASE INHIBITORS AND THE ASSOCIATED DEPLETION OF COENZYME Q10: A REVIEW OF ANIMAL AND HUMAN PUBLICATIONS. BIOFACTORS. 2003;18:101-111
- LAW M, RUDNICKA AR. STATIN SAFETY: A SYSTEMATIC REVIEW. AM J CARDIOL. 2006;97:S52-S60
- JUAN GARRIDO-MARAVER, ET AL, CLINICAL APPLICATIONS OF COENZYME Q10. FRONT. BIOSCI. (LANDMARK ED) 2014, 19(4), 619-633
- 식품의약품안전처, 식품안전나라, 건강기능식품 원료별 정보, 2-9 코엔자임Q10, LAST UPDATED DECEMBER 27, 2023, ACCESSED: JULY 26, 2024

당뇨병 전단계, 어떤 영양제가 좋을까? - 바나바잎과 크롬

- MIURA T, ET AL. COROSOLIC ACID INDUCES GLUT4 TRANSLOCATION IN GENETICALLY TYPE 2 DIABETIC MICE. BIOL PHARM BULL. 2004;27(7):1103-1105
- MASANOBU H, ET AL, COROSOLIC ACID IMPROVES GLUCOSE AND INSULIN RESPONSES IN MIDDLE-AGED MEN WITH IMPAIRED FASTING GLUCOSE: A RANDOMIZED, DOUBLE-BLINDED, PLACEBO-CONTROLLED CROSSOVER TRIAL, JOURNAL OF FUNCTIONAL FOODS, 2022;97
- 식품의약품안전처, 식품안전나라, 건강기능식품 원료별 정보, 2-12 바나바잎 추출물, LAST

UPDATED NOVEMBER 17, 2015, ACCESSED: JULY 26, 2024
- 식품의약품안전처, 식품안전나라, 건강기능식품 원료별 정보, 1-15 크롬, LAST UPDATED NOVEMBER 17, 2015, ACCESSED: JULY 26, 2024
- KOREAN DIABETES ASSOCIATION, DIABETES FACT SHEET IN KOREA 2020
- COSTELLO RB, DWYER JT, BAILEY RL. CHROMIUM SUPPLEMENTS FOR GLYCEMIC CONTROL IN TYPE 2 DIABETES: LIMITED EVIDENCE OF EFFECTIVENESS. NUTR REV. 2016;74(7):455-468

밀크씨슬 영양제와 간 해독 - 간 건강의 수호자, 실리마린

- 식품안전나라, 간 건강이란?, 식품의약품안전처, HTTPS://WWW.FOODSAFETYKOREA. GO.KR/PORTAL/HEALTHYFOODLIFE/FUNCTIONALITYVIEW.DO?VIEWNO=13, ACCESSED: AUGUST 6, 2024
- SURAI PF. SILYMARIN AS A NATURAL ANTIOXIDANT: AN OVERVIEW OF THE CURRENT EVIDENCE AND PERSPECTIVES. ANTIOXIDANTS (BASEL). 2015;4(1):204-247
- SORNSUVIT C, HONGWISET D, YOTSAWIMONWAT S, TOONKUM M, THONGSAWAT S, TAESOTIKUL W. THE BIOAVAILABILITY AND PHARMACOKINETICS OF SILYMARIN SMEDDS FORMULATION STUDY IN HEALTHY THAI VOLUNTEERS. EVID BASED COMPLEMENT ALTERNAT MED. 2018;2018:1507834
- KUMAR N, RAI A, REDDY ND, ET AL. SILYMARIN LIPOSOMES IMPROVES ORAL BIOAVAILABILITY OF SILYBIN BESIDES TARGETING HEPATOCYTES, AND IMMUNE CELLS. PHARMACOL REP. 2014;66(5):788-798
- 식품의약품안전처 의약품통합정보시스템, 신일실리마린정 35MG, 레가론캡슐140, 액티리버골드연질캡슐, 가네탑골드연질캡슐, ACCESSED: AUGUST 6, 2024

약사들이 추천하는 전설의 숙취해소제 - 베타인과 아르기닌으로 간 보호하기

- 식품의약품안전처 의약품통합정보시스템, 헤파토스시럽, 가네톡액, 헤파로빈액, ACCESSED: AUGUST 6, 2024
- 고영일 약사, 가네진정 VS 가네톡액, 약사공론, LAST UPDATED: MAY 2, 2023,

ACCESSED: AUGUST 7, 2024
- 편승원 약사, 헤파멜즈로라액 VS 헤파토스시럽, 약사공론, LAST UPDATED: MARCH 21, 2022, ACCESSED: AUGUST 7, 2024
- MCRAE MP. BETAINE SUPPLEMENTATION DECREASES PLASMA HOMOCYSTEINE IN HEALTHY ADULT PARTICIPANTS: A META-ANALYSIS. J CHIROPR MED. 2013;12(1):20

건강을 위해 선택한 저염소금이 위험하다고? – 고혈압약과의 치명적 상호작용

- DOORENBOS CJ, VERMEIJ CG. DANGER OF SALT SUBSTITUTES THAT CONTAIN POTASSIUM IN PATIENTS WITH RENAL FAILURE. BMJ. 2003;326(7379):35-36
- BRAND A, VISSER ME, SCHOONEES A, NAUDE CE. REPLACING SALT WITH LOW-SODIUM SALT SUBSTITUTES (LSSS) FOR CARDIOVASCULAR HEALTH IN ADULTS, CHILDREN AND PREGNANT WOMEN. COCHRANE DATABASE OF SYSTEMATIC REVIEWS 2022, ISSUE 8. ART. NO.: CD015207
- NATIONAL KIDNEY FOUNDATION. WHAT IS HYPERKALEMIA? 2022. AVAILABLE AT: HTTPS://WWW.KIDNEY.ORG/ATOZ/CONTENT/WHAT-HYPERKALEMIA. ACCESSED OCT 16, 2024
- BEN SALEM C, BADREDDINE A, FATHALLAH N, SLIM R, HMOUDA H. DRUG-INDUCED HYPERKALEMIA. DRUG SAF. 2014 SEP;37(9):677-92

치즈의 배신, 티라민 주의보 – 혈압을 높이는 발효식품

- BROWN C, TANIGUCHI G, YIP K. THE MONOAMINE OXIDASE INHIBITOR-TYRAMINE INTERACTION. J CLIN PHARMACOL. 1989;29(6):529-532
- AVOID FOOD-DRUG INTERACTIONS. U.S. FOOD AND DRUG ADMINISTRATION. HTTPS://WWW.FDA.GOV/DRUGS/RESOURCESFORYOU/UCM079529.HTM. ACCESSED OCT. 28, 2024
- IMPORTANT DRUG AND FOOD INFORMATION - MONOAMINE OXIDASE INHIBITOR (MOAI) MEDICATIONS. NATIONAL INSTITUTES OF HEALTH CLINICAL CENTER. HTTPS://CC.NIH.GOV/CCC/PATIENT_EDUCATION/

MEDICATIONS.HTML. ACCESSED OCT 28, 2024

- GILLMAN PK. A REASSESSMENT OF THE SAFETY PROFILE OF MONOAMINE
  OXIDASE INHIBITORS: ELUCIDATING TIRED OLD TYRAMINE MYTHS. JOURNAL
  OF NEURAL TRANSMISSION. 2018;125:1707

식용유, 건강하게 섭취하는 법 – 지방산 균형으로 염증 줄이기

- HOOPER L, AL-KHUDAIRY L, ABDELHAMID AS, REES K, BRAINARD JS,
  BROWN TJ, AJABNOOR SM, O'BRIEN AT, WINSTANLEY LE, DONALDSON DH,
  SONG F, DEANE KHO. OMEGA-6 FATS FOR THE PRIMARY AND SECONDARY
  PREVENTION OF CARDIOVASCULAR DISEASE. COCHRANE DATABASE OF
  SYSTEMATIC REVIEWS 2018, ISSUE 11. ART. NO.: CD011094
- AL-KHUDAIRY L, HARTLEY L, CLAR C, FLOWERS N, HOOPER L, REES K. OMEGA
  6 FATTY ACIDS FOR THE PRIMARY PREVENTION OF CARDIOVASCULAR
  DISEASE. COCHRANE DATABASE OF SYSTEMATIC REVIEWS 2015, ISSUE 11.
  ART. NO.: CD011094
- INNES JK, CALDER PC. OMEGA-6 FATTY ACIDS AND INFLAMMATION.
  PROSTAGLANDINS LEUKOT ESSENT FATTY ACIDS. 2018;132:41-48
- DINICOLANTONIO JJ, O'KEEFE J. THE IMPORTANCE OF MAINTAINING A LOW
  OMEGA-6/OMEGA-3 RATIO FOR REDUCING THE RISK OF AUTOIMMUNE
  DISEASES, ASTHMA, AND ALLERGIES. MO MED. 2021;118(5):453-459
- MAROVIĆ R, BADANJAK SABOLOVIĆ M, BRNČIĆ M, NINČEVIĆ GRASSINO
  A, KLJAK K, VOĆA S, KARLOVIĆ S, RIMAC BRNČIĆ S. THE NUTRITIONAL
  POTENTIAL OF AVOCADO BY-PRODUCTS: A FOCUS ON FATTY ACID
  CONTENT AND DRYING PROCESSES. FOODS. 2024; 13(13):2003

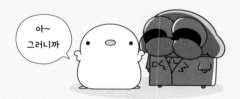

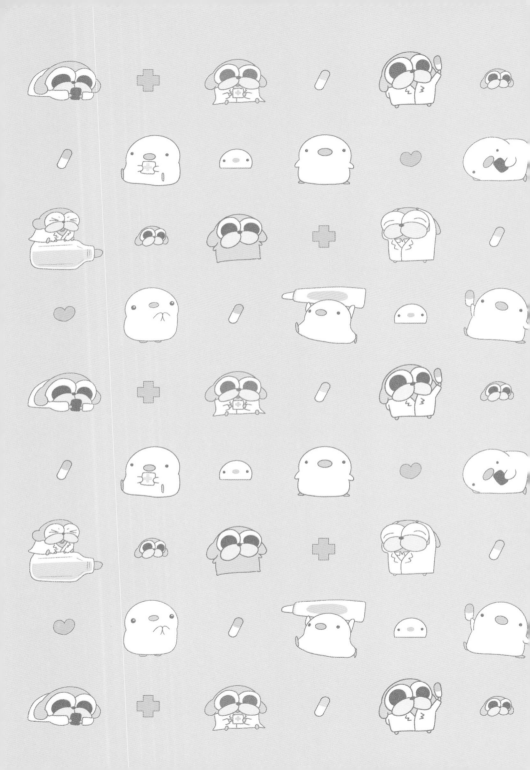

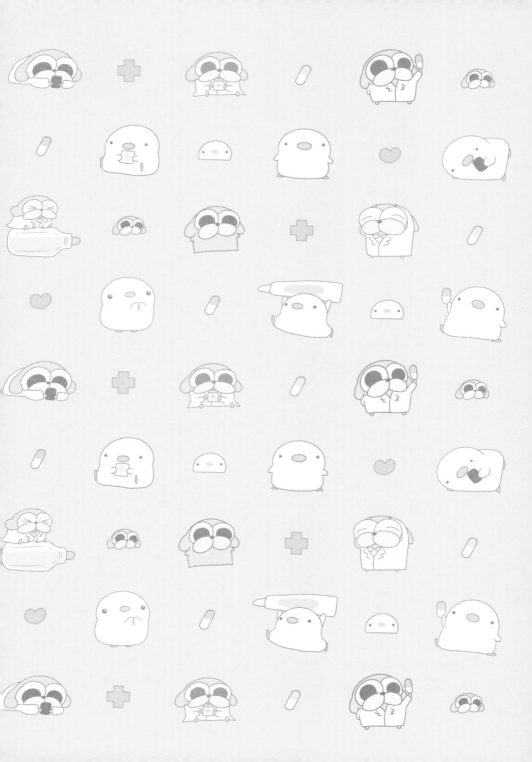

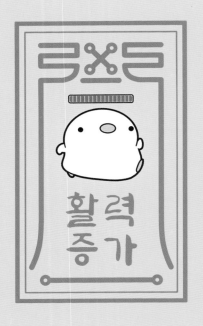

활력
증가

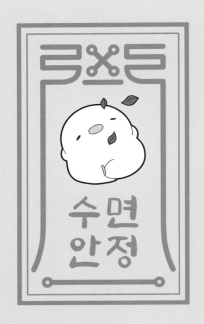

수면
안정

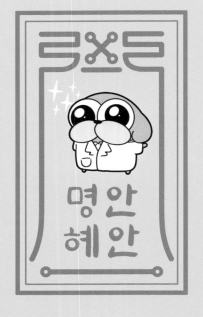

명안
혜안

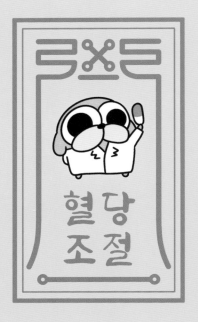

혈당
조절

동공이 약사의 알찬 약국

초판 1쇄 발행 2025년 5월 30일

글·그림 동공이 약사
펴낸이 성의현
펴낸곳 미래의창

책임편집 김다울
디자인 공미향·강혜민

출판 신고 2019년 10월 28일 제2019-000291호
주소 서울시 마포구 잔다리로 62-1 미래의창빌딩(서교동 376-15, 5층)
전화 070-8693-1719 **팩스** 0507-0301-1585
홈페이지 www.miraebook.co.kr
ISBN 979-11-93638-65-1 (03510)

※ 책값은 뒤표지에 표기되어 있습니다.

생각이 글이 되고, 글이 책이 되는 놀라운 경험. 미래의창과 함께라면 가능합니다.
책을 통해 여러분의 생각과 아이디어를 더 많은 사람들과 공유하시기 바랍니다.
투고메일 togo@miraebook.co.kr (홈페이지와 블로그에서 양식을 다운로드하세요)
제휴 및 기타 문의 ask@miraebook.co.kr